全国中医药专业技术资格考试
中药专业(中级)押题秘卷

《全国中医药专业技术资格考试中药专业(中级)押题秘卷》编委会　编

中国中医药出版社
·北　京·

图书在版编目（CIP）数据

全国中医药专业技术资格考试中药专业（中级）押题秘卷/《全国中医药专业技术资格考试中药专业（中级）押题秘卷》编委会编．—北京：中国中医药出版社，2018.12

全国中医药专业技术资格考试通关系列

ISBN 978－7－5132－5289－8

Ⅰ.①全…　Ⅱ.①全…　Ⅲ.①中药学－资格考试－习题集　Ⅳ.①R28－44

中国版本图书馆CIP数据核字（2018）第235320号

中国中医药出版社出版

北京市朝阳区北三环东路28号易亨大厦16层

邮政编码　100013

传真　010－64405750

山东临沂新华印刷物流集团有限责任公司印刷

各地新华书店经销

开本787×1092　1/16　印张7.75　字数193千字

2018年12月第1版　2018年12月第1次印刷

书号　ISBN 978－7－5132－5289－8

定价　39.00元

网址　www.cptcm.com

答 疑 热 线　010－86464504

购 书 热 线　010－89535836

维 权 打 假　010－64405753

微信服务号　zgzyycbs

微商城网址　https://kdt.im/LIdUGr

官 方 微 博　http://e.weibo.com/cptcm

天猫旗舰店网址　https://zgzyycbs.tmall.com

如有印装质量问题请与本社出版部联系（010－64405510）

版权专有　侵权必究

使用说明

为进一步贯彻国家人力资源和社会保障部、卫生健康委及国家中医药管理局关于全国卫生专业技术资格考试的有关精神，进一步落实中医药专业技术资格考试的目标要求，国家中医药管理局人事教育司委托国家中医药管理局中医师资格认证中心颁布了最新版《全国中医药专业技术资格考试大纲》。

为了配合新大纲的实施，帮助考生顺利通过考试，我们组织高等中医药院校相关学科的优秀教师团队，依据新大纲编写了相应的《全国中医药专业技术资格考试通关系列丛书》。

本书含3套标准试卷，按照最新版大纲的要求编写，根据历年真卷筛选出易考易错题，通过对历年真卷考点分布的严格测算进行设计，力求让考生感受最真实的全国中医药专业技术资格考试命题环境，使考生在备考时和临考前能够全面了解自身对知识的掌握情况，做到查缺补漏、有的放矢。同时供考生考前自测，通过练习熟悉考试形式、掌握考试节奏、适应考试题量、巩固薄弱环节，确保考试顺利通过。

目　录

试卷标识码:

全国中医药专业技术资格考试

中药专业(中级)押题秘卷(一)

考试日期：　　　年　月　日

考试时间：9∶00—11∶30

考生姓名：________________

准考证号：________________

考　　点：________________

考 场 号：________________

一、A 型题（单句型最佳选择题）

答题说明

以下每一道考题下面有 A、B、C、D、E 五个备选答案。请从中选择一个最佳答案。

1. 黄芪与茯苓配伍,这种配伍关系是
A. 相须
B. 相使
C. 相反
D. 相恶
E. 相畏

2. 中药毒性的含义是
A. 配伍不当出现的反应
B. 药不对证出现的不良反应
C. 常规剂量出现的与治疗无关的不适反应
D. 中药的偏性
E. 服药后出现的过敏反应

3. 下列各药,入汤剂用法错误的是
A. 滑石布包入汤剂
B. 琥珀入汤剂先煎
C. 钩藤入汤剂后下
D. 雷丸研末冷开水调服
E. 麝香入丸散服

4. 贝壳、甲壳、化石等类药物入汤剂的用法是
A. 先煎
B. 后下
C. 另煎
D. 布包煎
E. 烊化对服

5. 外感风寒表证、外感风热表证均可使用的药组是
A. 麻黄、桂枝
B. 紫苏、生姜
C. 细辛、白芷
D. 荆芥、防风
E. 羌活、独活

6. 用治热陷心包引起的高热、神昏、谵语,首选的药组是
A. 石膏、知母
B. 银柴胡、胡黄连
C. 赤芍、金银花
D. 黄连、连翘
E. 玄参、牡丹皮

7. 大黄和虎杖均具有的功效是
A. 活血,通便,解毒,止咳
B. 活血,利湿,解毒,止痛
C. 活血,通便,利湿,止血
D. 活血,解毒,通便,退黄
E. 活血,止痛,止痉,解毒

8. 秦艽具有的功效是
A. 祛风湿,通经络,利水
B. 祛风湿,止痹痛,解表
C. 祛风湿,止痹痛,安胎
D. 祛风湿,止痹痛,治骨鲠
E. 祛风湿,通络止痛,退虚热,清湿热

9. 厚朴不具备的功效是
A. 行气
B. 燥湿
C. 利湿
D. 平喘
E. 消积

10. 下列各项,属于“反佐药”范畴的是
A. 减低君臣药之毒
B. 缓和君臣药之峻

C. 监制君臣药之偏
D. 防止邪甚而拒药
E. 协助君臣药之力

11. 下列各项,不属于丸剂特点的是
A. 不易变质
B. 服用方便
C. 吸收缓慢
D. 药效持久
E. 适用于慢性虚弱性病证

12. 人参在败毒散中的配伍意义是
A. 补气培土生金
B. 扶正鼓邪外出
C. 补气以利血行
D. 补气以助固表
E. 补气以资汗源

13. 桂枝汤的组成药物除桂枝、生姜、大枣外,其余的药物是
A. 防风、苦杏仁
B. 紫苏叶、淡豆豉
C. 白芍、甘草
D. 麻黄、防风
E. 淡豆豉、麻黄

14. 银翘散的组成药物除金银花、连翘外,其余的是
A. 荆芥穗、牛蒡子、苦杏仁、紫苏、薄荷、桔梗、甘草
B. 荆芥穗、淡豆豉、牛蒡子、淡竹叶、苦杏仁、桔梗、甘草
C. 荆芥穗、淡豆豉、牛蒡子、薄荷、苦杏仁、桔梗、甘草
D. 荆芥穗、淡豆豉、牛蒡子、薄荷、苦杏仁、竹叶、桔梗、甘草
E. 荆芥穗、淡豆豉、牛蒡子、薄荷、淡竹叶、桔梗、甘草

15. 柴葛解肌汤的组成药物中不含
A. 桔梗
B. 白芍
C. 大黄
D. 白芷
E. 羌活

16. 济川煎的功用是
A. 温肾益精,润肠通便
B. 滋阴养血,润肠通便
C. 养阴清热,润肠通便
D. 润肠泄热,行气通便
E. 滋阴增液,通便泄热

17. 温脾汤的功用是
A. 温阳健脾,行气利水
B. 攻下寒积,温补脾阳
C. 温中健脾,行气除满
D. 温脾暖胃,化湿和中
E. 温脾散寒,消食止泻

18. 蒿芩清胆汤组成中含有的药物是
A. 青蒿脑、淡竹叶
B. 淡竹茹、薄荷脑
C. 赤茯苓、生枳壳
D. 白茯苓、陈广皮
E. 仙半夏、鸡苏散

19. 小柴胡汤与大柴胡汤两方组成中均含有的药物是
A. 生姜、芍药
B. 黄芩、大枣
C. 甘草、柴胡
D. 黄芩、枳实
E. 半夏、人参

20. 痛泻要方中配伍防风的主要用意是
A. 祛风胜湿
B. 散肝舒脾

C. 燥湿止痛
D. 补脾柔肝
E. 疏风散寒

21. 清营汤中体现“透热转气”配伍意义的药物是
A. 银花、生地
B. 连翘、黄连
C. 银花、麦冬
D. 银花、连翘
E. 黄连、银花

22. 葛根黄芩黄连汤的主治是
A. 协热下利
B. 肝郁痛泻
C. 热毒血痢
D. 阴虚痢疾
E. 虚寒痢疾

23. 六一散的主治是
A. 风热证
B. 暑热证
C. 暑淫证
D. 暑湿证
E. 火热证

24. 清暑益气汤中西洋参的作用是
A. 清热除烦
B. 清热利湿
C. 养阴清热
D. 清热解暑
E. 清暑益气

25. 下列方剂组成中不含有生姜、大枣的是
A. 桂枝汤
B. 理中丸
C. 吴茱萸汤
D. 小建中汤
E. 炙甘草汤

26. 下列方剂中重用生姜的是
A. 小建中汤
B. 吴茱萸汤
C. 实脾散
D. 健脾丸
E. 温经汤

27. 四逆汤主治证的病位是
A. 心、肾
B. 肝、肾
C. 脾、肺
D. 心、肝
E. 脾、胃

28. 归脾汤组成中含有的药物是
A. 香附、酸枣仁
B. 木香、炙甘草
C. 香附、炒黄芪
D. 茯神、酸枣仁
E. 玄参、龙眼肉

29. 一贯煎中配伍川楝子的用意是
A. 养血柔肝滋阴
B. 疏肝泄热理气
C. 疏肝润肺生津
D. 理气养阴生津
E. 柔肝缓急止痛

30. 金锁固精丸主证病机是
A. 心脾两虚
B. 心肾两虚
C. 肺肾两虚
D. 下元虚冷
E. 肾虚精亏

31. 泻痢日久,滑脱不禁,脐腹疼痛,食少神疲,舌淡苔白,脉迟细。治宜选用
A. 四神丸
B. 真人养脏汤

C. 参苓白术散
D. 理中丸
E. 补中益气汤

32. 下列各项,不属于天王补心丹证临床表现的是
A. 胸中懊侬
B. 虚烦失眠
C. 手足心热
D. 口舌生疮
E. 舌红少苔

33. 天王补心丹的功用是
A. 滋阴清热,养血安神
B. 养血安神,清热除烦
C. 滋补肝肾,养心安神
D. 益气补血,养心安神
E. 滋阴养血,清热除烦

34. 症见高热烦躁、神昏谵语、舌謇肢厥、舌红或降、脉数有力,宜用
A. 安宫牛黄丸
B. 牛黄清心丸
C. 紫雪散
D. 至宝丹
E. 苏合香丸

35. 下列是氮苷化合物的是
A. 毛茛苷
B. 苦杏仁苷
C. 巴豆苷
D. 红景天苷
E. 黑芥子苷

36. 低聚糖的组成是
A. 1 个单糖
B. 2 ~9 个单糖
C. 10 ~19 个单糖
D. 10 个以上单糖
E. 30 个以上单糖

37. 检识化合物中是否含糖的结构单元的显色反应是
A. Raymond 反应
B. Liebermann – Burchard 反应
C. Molish 反应
D. 盐酸 – 镁粉反应
E. Feigl 反应

38. 苦杏仁的主要活性成分是
A. 木脂素
B. 氰苷
C. 甾体皂苷
D. 黄酮
E. 强心苷

39. 用于从药材水提液中萃取亲水性化学成分的溶剂是
A. 乙醚
B. 乙酸乙酯
C. 丙酮
D. 正丁醇
E. 乙醇

40. 对相对分子质量较大或热稳定性较差的化合物,常常得不到分子离子的质谱方法是
A. EI – MS
B. CI – MS
C. FD – MS
D. FAB – MS
E. ESI – MS

41. 离子交换色谱的分离原理是
A. 分子筛
B. 吸附作用
C. 分配作用
D. 氢键吸附作用
E. 解离性质及程度

42. 中药超临界流体萃取中最常用的溶剂是
A. CO_2
B. NH_3
C. C_2H_6
D. CCl_2F_2
E. C_7H_{16}

43. 下列溶剂中,极性最大的是
A. 正丁醇
B. 乙酸乙酯
C. 石油醚
D. 三氯甲烷
E. 甲醇

44. 分离混合物中碱性化学成分常用的方法是
A. 简单萃取法
B. 盐析法
C. 有机溶剂回流法
D. 酸碱溶剂法
E. 膜分离法

45. 反向柱色谱常用的固定相是
A. 硅胶
B. 十八烷基硅烷
C. 氨基键合相
D. 氰基键合相
E. 氧化铝

46. 无色亚甲蓝反应可用于检识的成分是
A. 蒽醌
B. 香豆素
C. 黄酮类
D. 萘醌
E. 生物碱

47. 在 Borntrager 反应中,呈红色至紫红色的是
A. 羟基蒽醌
B. 羟基蒽酚
C. 二蒽酮
D. 羟基蒽酮
E. 二蒽酮苷

48. 苯丙素类化合物的基本母核为
A. C_6-C_1
B. C_6-C_2
C. C_6-C_3
D. C_5
E. $C_6-C_2-C_6$

49. 香豆素母核结构是
A. 苯骈 α-吡喃酮
B. 苯骈 β-吡喃酮
C. 苯骈 γ-吡喃酮
D. 苯骈 α-呋喃酮
E. 苯骈 β-呋喃酮

50. Emerson 反应为阳性的化合物是
A. 6-OH 香豆素
B. 6-OCH_3 香豆素
C. 7-OH 香豆素
D. 6,7-二 OH 香豆素
E. 6,7-二 OCH_3 香豆素

51. 秦皮药材含有的化学成分是
A. 七叶内酯
B. 五味子醇甲
C. 厚朴酚
D. 补骨脂素
E. 当归内酯

52. 香豆素苷类成分的性质是
A. 易溶于氯仿
B. 可溶于热的 NaOH 溶液
C. 在浓碱溶液中长时间加热后用酸酸化可恢复为原来的化合物
D. 有挥发性
E. 有升华性

53. 属于异黄酮的是
A. 山柰酚
B. 黄芩苷
C. 芹菜素
D. 葛根素
E. 花色素

54. 黄酮类化合物 UV 光谱的带 I 产生于黄酮分子结构中的
A. 酚羟基
B. 邻二酚羟基
C. 苯甲酰基
D. 桂皮酰基
E. 酮基

55. 二氢黄酮专属性较高的反应是
A. 盐酸 - 镁粉反应
B. 四氢硼钠反应
C. 三氯化铝反应
D. 氨性氯化锶反应
E. 钠汞齐反应

56. 在黄酮分子中,引入羟基等供电子基,可使化合物颜色加深,其中影响最大的取代位置是
A. 5 位
B. 3 位
C. 7 位
D. 6 位
E. 8 位

57. 属于倍半萜的化合物是
A. 斑蝥素
B. 青蒿素
C. 穿心莲内酯
D. 薄荷醇
E. 紫杉醇

58. 属于四环三萜的结构类型是
A. 达玛烷型
B. 齐墩果烷型
C. 香树脂烷型
D. 乌苏烷型
E. 羽扇豆烷型

59. 甲型强心苷元和乙型强心苷元的区别是甾体母核
A. C 位不饱和内酯环不同
B. A/B 环稠合方式不同
C. C/D 环稠合方式不同
D. C_3 位取代基不同
E. C_{14}位羟基构型不同

60. 水解强心苷时,为保证苷元不发生变化,可选择
A. 0.02 ~0.05mol/L HCl
B. NaOH/水
C. 3% ~5% HCl
D. $NaHCO_3$/水
E. NaOH/EtOH

二、B 型题 (标准配伍题)

答题说明

以下提供若干组考题,每组考题共用在考题前列出的 A、B、C、D、E 五个备选答案。请从中选择一个与问题关系最密切的答案。某个备选答案可能被选择一次、多次或不被选择。

(61 ~62 题共用备选答案)
A. 相使
B. 相须
C. 相畏
D. 相恶
E. 相杀

61. 半夏与生姜的配伍关系是
62. 麻黄与桂枝的配伍关系是

(63~64 题共用备选答案)
A. 发散
B. 缓急
C. 收敛
D. 泄降
E. 软坚
63. 辛味药物的作用是
64. 咸味药物的作用是

(65~66 题共用备选答案)
A. 另煎
B. 后下
C. 包煎
D. 先煎
E. 烊化
65. 薄荷入汤剂的煎服方法是
66. 人参入汤剂的煎服方法是

(67~68 题共用备选答案)
A. 麻黄
B. 桂枝
C. 荆芥
D. 紫苏
E. 防风
67. 治疗痰饮、蓄水证可选的中药是
68. 治疗破伤风证可选的中药是

(69~70 题共用备选答案)
A. 知母
B. 石膏
C. 栀子
D. 芦根
E. 玄参
69. 功能清热止呕,治疗胃热呕逆的药物是
70. 功能滋阴燥湿,治疗阴虚肺燥咳嗽的药物是

(71~72 题共用备选答案)
A. 泻下通便,行水消胀
B. 泻下通便,清肝,杀虫
C. 泻下逐水,杀虫
D. 行气利水,杀虫
E. 泻下逐水,消肿
71. 芦荟具有的功效是
72. 番泻叶具有的功效是

(73~74 题共用备选答案)
A. 祛风湿,止痛,解毒
B. 祛风湿,止痛,利水消肿
C. 祛风湿,利关节,解毒
D. 祛风湿,通络止痛,消骨鲠
E. 祛风湿,止痛,解表
73. 独活的功效是
74. 羌活的功效是

(75~76 题共用备选答案)
A. 化湿,解暑
B. 燥湿,解表
C. 行气,解表
D. 燥湿,止呕
E. 化湿行气,温中
75. 藿香、佩兰的共同功效是
76. 砂仁、豆蔻的共同功效是

(77~78 题共用备选答案)
A. 茯苓
B. 猪苓
C. 泽泻
D. 薏苡仁
E. 滑石
77. 具有利水渗湿、排脓功效的药物是
78. 具有利水通淋、解暑功效的药物是

(79~80 题共用备选答案)
A. 陈皮
B. 青皮

C. 香附
D. 沉香
E. 薤白
79. 善于行脾胃气滞的药物是
80. 善于疏肝郁气滞的药物是

(81～82题共用备选答案)
A. 发汗解表,宣肺平喘
B. 发汗解肌,调和营卫
C. 发汗祛湿,兼清里热
D. 疏散风寒,理气和中
E. 解表散寒,温肺化饮
81. 九味羌活汤的功用是
82. 小青龙汤的功用是

(83～84题共用备选答案)
A. 健脾丸
B. 温脾汤
C. 济川煎
D. 黄龙汤
E. 麻子仁丸
83. 治疗肾虚便秘,首选的方剂是
84. 治疗脾约便秘,首选的方剂是

(85～86题共用备选答案)
A. 葛根黄芩黄连汤
B. 痛泻要方
C. 白头翁汤
D. 芍药汤
E. 四神丸
85. 赤多白少之热毒痢疾者,治宜选用
86. 赤白相兼之湿热痢疾者,治宜选用

(87～88题共用备选答案)
A. 散寒解表,化湿和中
B. 解表散寒,理气和中
C. 清暑化湿
D. 祛湿化浊,理气宽中
E. 清暑益气,养阴生津
87. 六一散的功用是
88. 清暑益气汤的功用是

(89～90题共用备选答案)
A. 黄酮醇
B. 黄酮
C. 查耳酮
D. 异黄酮
E. 二氢黄酮
89. ^{1}H－NMR 中 C 环质子以一个尖锐单峰出现在86.30处的是
90. ^{1}H－NMR 中 C 环质子以一个尖锐单峰出现在87.60～7.80处的是

(91～92题共用备选答案)
A. 5
B. 10
C. 20
D. 25
E. 30
91. 组成单萜基本碳架的碳原子数目是
92. 组成二萜基本碳架的碳原子数目是

(93～94题共用备选答案)
A. Liebermann－Burchard 反应
B. Kahlenberg 反应
C. Rosen－Heimer 反应
D. Salkowski 反应
E. Tschugaeff 反应
93. 试剂为浓硫酸和乙酸酐的反应是
94. 试剂为三氯乙酸的反应是

(95～96题共用备选答案)
A. 苷元－(D－葡萄糖)$_x$
B. 苷元－(D－葡萄糖)$_x$－(2,6－二去氧糖)$_y$
C. 苷元－(6－去氧糖)$_x$－(D－葡萄糖)$_y$
D. 苷元－(2,6－二去氧糖)$_x$－(D－葡萄糖)$_y$

E. 苷元 -(D - 葡萄糖)$_x$ -(6 - 去氧糖)$_y$

95. 属于Ⅰ型强心苷的是

96. 属于Ⅱ型强心苷的是

(97 ~98 题共用备选答案)

A. 小檗碱

B. 麻黄碱

C. 伪麻黄碱

D. 东莨菪碱

E. 山莨菪碱

97. 其草酸盐不溶于水的是

98. 在过量强碱溶液中,滴加丙酮,可生成黄色结晶的是

(99 ~100 题共用备选答案)

A. K - K 反应

B. Baljet 反应

C. Legal 反应

D. Kedde 反应

E. Salkowski 反应

99. 3,5 - 二硝基苯甲酸试剂反应又称为

100. 碱性苦味酸试剂反应又称为

一、A 型题（单句型最佳选择题）

答题说明

以下每一道考题下面有 A、B、C、D、E 五个备选答案。请从中选择一个最佳答案。

1.《灵枢·五癃津液别》说“天暑衣厚则腠理开,故汗出……天寒则腠理闭……则为溺与气”,反映了

A. 五脏一体观
B. 形神一体观
C. 自然环境对人体生理的影响
D. 自然环境对人体病理的影响
E. 社会环境对人体生理的影响

2.“病”的概念是

A. 疾病某一阶段的病理概括
B. 疾病过程的症状
C. 疾病过程中的症状和体征
D. 疾病过程中的体征
E. 疾病总过程的病理概括

3. 属于“阳中之阴”的时间是

A. 前半夜
B. 下午
C. 上午
D. 中午
E. 后半夜

4.“动极者镇之以静”所说的阴阳关系是

A. 对立制约
B. 相互消长
C. 互根互用
D. 阴阳平衡
E. 阴阳转化

5. 五行中,具有“从革”特性的是

A. 木
B. 火
C. 土
D. 金
E. 水

6. 五行相侮的基本概念是

A. 某行之气亢盛传及母脏
B. 某行之气亢盛传及子脏
C. 某行之气虚衰传及“所胜”
D. 某行之气亢盛侵及“所不胜”
E. 某行之气虚衰传及子脏

7. 按五行生克规律,心的所胜是

A. 肾
B. 脾
C. 肺
D. 肝
E. 胆

8.“心肝血虚证”应采用的治则是

A. 补母
B. 泻子
C. 抑强
D. 扶弱
E. 正治

9. 气机指的是

A. 气的变化
B. 气的升降
C. 气的运动
D. 气、血、津液等物质的互化
E. 气的生成

10. 被称为“先天之本”的脏腑是

A. 心
B. 脾

C. 肝
D. 肾
E. 肺

11. 与血的生成关系最密切的脏腑是
A. 心肺
B. 肝脾
C. 脾胃
D. 肺肾
E. 肝肾

12. 活动力极强、流动很迅速的气是
A. 卫气
B. 营气
C. 元气
D. 宗气
E. 清气

13. 下列关于十二经脉表里相合关系,错误的是
A. 足太阴脾经与足阳明胃经
B. 足厥阴肝经与足少阳胆经
C. 足少阴肾经与足太阳膀胱经
D. 手厥阴心包经与手太阳小肠经
E. 手太阴肺经与手阳明大肠经

14. 主司妇女带下的经脉是
A. 冲脉
B. 任脉
C. 带脉
D. 督脉
E. 阴维脉

15. 下列影响疫疠的发生与流行的因素不确切的是
A. 气候的反常变化
B. 社会因素
C. 预防隔离工作
D. 精神状态
E. 环境条件

16. 下列关于麻黄药理作用的叙述,错误的是
A. 兴奋中枢
B. 升高血压
C. 抗炎
D. 抗过敏
E. 镇痛

17. 解热作用最显著的是
A. 桂枝
B. 柴胡
C. 麻黄
D. 细辛
E. 葛根

18. 附子对阳虚模型动物的作用是
A. 症状改善
B. 症状恶化
C. 没有影响
D. 转变为阴虚证
E. 转变为血虚证

19. 中药药效学的研究内容是
A. 中药品种的鉴定
B. 鉴定有效成分的化学结构
C. 研究有效成分的理化性质
D. 研究药物的临床应用
E. 研究中药药理作用产生的机理

20. 下列关于小檗碱对心血管系统作用的叙述,错误的是
A. 小檗碱正性肌力作用的机理与增加心肌细胞内 Ca^{2+} 浓度无关
B. 小檗碱用量过大会抑制心肌的收缩力
C. 小檗碱抗心律失常的作用可能与抑制心肌 Na^{+} 内流作用有关
D. 心率减慢和外周阻力降低是小檗碱降压的主要作用环节

E. 小檗碱降压作用的机理与 α 肾上腺素受体阻断作用有关

21. 能对心血管系统产生影响的清热药是
A. 黄连
B. 知母
C. 大黄
D. 人参
E. 附子

22. 下列关于泻下药药理作用的叙述,错误的是
A. 泻下
B. 利尿
C. 抗炎
D. 抗肿瘤
E. 镇痛

23. 大黄抗炎作用的机制主要是
A. 收缩血管
B. 抑制白细胞的游走和吞噬能力
C. 促进肾上腺皮质激素的释放
D. 促进炎性渗出的吸收
E. 抑制花生四烯酸代谢

24. 有性激素样作用的祛风湿药是
A. 秦艽
B. 五加皮
C. 雷公藤
D. 防己
E. 防风

25. 下列关于防己的现代应用,叙述错误的是
A. 治疗高血压
B. 防治矽肺
C. 治疗神经性疼痛
D. 治疗慢性肝病及肝纤维化
E. 节育

26. 厚朴保肝的主要有效成分是
A. 异厚朴酚
B. 和厚朴酚
C. 四氢厚朴酚
D. 厚朴酚
E. 木兰箭毒碱

27. 猪苓抗肿瘤的主要成分是
A. 猪苓酸 A
B. 猪苓多糖
C. 猪苓酸 C
D. 角甾醇
E. 猪苓醇

28. 附子降压的有效成分是
A. 栀子苷
B. 去甲乌药碱
C. 氯化甲基多巴胺
D. 去甲猪毛菜碱
E. 麻黄碱

29. 下列关于青皮药理作用的叙述,错误的是
A. 松弛胃肠道平滑肌
B. 中枢抑制作用
C. 利胆
D. 祛痰,平喘
E. 升高血压,兴奋心脏

30. 能够补充脂肪酶、助消化的药物是
A. 莱菔子
B. 枳实
C. 麦芽
D. 陈皮
E. 山楂

31. 下列关于三七药理作用的叙述,错误的是
A. 止血
B. 抗血栓
C. 促进造血功能

D. 调节胃肠道功能
E. 抗心肌缺血

32. 丹参抗心肌缺血的作用环节是
A. 扩张冠脉
B. 干扰垂体后叶素发挥作用
C. 对抗α受体的作用
D. 直接对抗钙离子的作用
E. 具有明确的镇痛效果

33. 下列关于桔梗药理作用的叙述,不正确的是
A. 解热
B. 镇静
C. 升高血压
D. 抗溃疡
E. 抗炎

34. 半夏催吐功效的作用部位是
A. 呕吐中枢
B. 消化道黏膜
C. 眼结膜
D. 消化道平滑肌
E. 呼吸道

35. 与酸枣仁“补肝、宁心”功效相关的药理作用是
A. 抗惊厥
B. 降压
C. 耐缺氧
D. 降血脂
E. 抗脂质过氧化

36. 平肝息风药的主要药理学作用是
A. 抗心肌缺血
B. 降压
C. 改善记忆
D. 增强免疫
E. 保肝

37. 地龙平喘作用的主要成分是
A. 蚯蚓解热碱
B. 蚯蚓毒素
C. 蚯蚓素
D. 琥珀酸
E. 多肽类

38. 与开窍药“开窍、醒神、回苏”功效相关的药理作用是
A. 调节中枢神经功能
B. 抗心肌缺血
C. 抗炎
D. 镇痛
E. 调节免疫

39. 下列关于冰片药理作用的叙述,错误的是
A. 兴奋中枢
B. 促进药物透皮吸收
C. 抗炎
D. 抑制中枢
E. 抗病原体

40. 人参改善学习记忆功能的主要成分是
A. Rc 和 Rg_1
B. Rb_1 和 Rg_1
C. Rd 和 Rb_1
D. Rc 和 Rd
E. Rc 和 Ro

41. 收涩药的主要药理作用不包括
A. 抗菌
B. 止血
C. 止咳
D. 止泻
E. 收敛

42. 患者可按处方和医嘱自行用药,社会药店可零售的处方药是
A. 一类精神药品

B. 麻醉药品
C. 口服抗生素
D. 注射用药的处方药
E. 堕胎药

43. 患者不可自行用药,必须由医师、医疗技术人员使用,社会药店可零售的处方药是
A. 一类精神药品
B. 麻醉药品
C. 放射性药品
D. 注射用药的处方药
E. 堕胎药

44. 负责药品广告监督查处的部门是
A. 药品监督管理部门
B. 发展与改革部门
C. 劳动与人力资源部门
D. 市场监督管理部门
E. 环境保护部门

45. 世界卫生组织的简称是
A. FDA
B. DFA
C. SFDA
D. WHO
E. DEA

46. 中国药品检验的最高技术仲裁机构是
A. 国家药品监督管理局
B. 中国食品药品检定研究院
C. 国家中医药管理局
D. 国务院
E. 药品认证中心

47. 中药品种保护条例将受保护的中药品种分为
A. 1 级
B. 2 级
C. 3 级
D. 4 级
E. 5 级

48. 下列属于二级国家重点保护野生物种的是
A. 刺五加
B. 川贝
C. 蛤蚧
D. 紫草
E. 梅花鹿茸

49. 第二类精神药品一般每张处方
A. 不得超过 3 日常用量
B. 不得超过 5 日常用量
C. 不得超过 7 日常用量
D. 不得超过 9 日常用量
E. 不得超过 10 日常用量

50. 经营乙类非处方药的普通商业企业必须
A. 持有“药品经营许可证”
B. 配备执业药师
C. 配备从业药师
D. 配备药学专业技术人员
E. 经省级或其授权的药品监督管理部门批准

51. 下列可以申请一级中药品种保护的是
A. 已经解除生产批号的品种
B. 对特定疾病有显著疗效的品种
C. 从天然药物中提取的有效物质
D. 从天然药物中提取的有效物质制备的特殊制剂
E. 相当于国家一级保护野生药材物种的人工制成品

52. 药品不良反应实行
A. 逐级、定期报告制度,必要时可以越级报告
B. 逐级、快速报告制度,必要时可以越级报告

C. 逐级报告制度,不能越级报告
D. 定期报告制度,必要时进行快速报告
E. 随机报告制度

53. 承担中医药专家学术经验和技术专长继承工作的指导老师应当从事中医药专业工作
A. 30 年
B. 20 年
C. 15 年
D. 10 年
E. 5 年

54. 知识产权的特征不包括
A. 垄断性
B. 独占性
C. 地域性
D. 时间性
E. 永久性

55. 毒性药品的包装容器上必须印有
A. 专门标志
B. “毒”字
C. 特殊图案
D. 彩色标志
E. 毒药标志

56. 国家药物政策包括
A. 基本药物,价格合理,政策支持,储存体系,质量保证,合理用药
B. 基本药物,价格低廉,财政支持,供应体系,质量保证,合理用药
C. 基本药物,价格合理,政策支持,供应体系,质量稳定,合理用药
D. 基本药物,价格合理,财政支持,供应体系,质量保证,合理用药
E. 基本药物,价格合理,财政支持,供应体系,质量稳定,安全用药

57. 下列关于调剂工作的基本职责与程序正确的是
A. 审核处方→准确调配→正确书写药袋或标签→包装→发药→对患者用药交代与指导
B. 审核处方→正确书写药袋或标签→准确调配→包装→发药→对患者用药交代与指导
C. 审核处方→准确调配→正确书写药袋或标签→对患者用药交代与指导→发药→包装
D. 准确调配→审核处方→正确书写药袋或标签→发药→包装→对患者用药交代与指导
E. 准确调配→审核处方→正确书写药袋或标签→包装→发药→对患者用药交代与指导

58. 申请药品注册的临床试验均须按照《药物临床试验质量管理规范》执行的是
A. Ⅰ期临床试验
B. Ⅱ期临床试验
C. Ⅲ期临床试验
D. Ⅳ期临床试验
E. 各期临床试验

59. 药品批发企业在药品储存和养护时,对近效期的药品,应
A. 按日填报效期报表
B. 按月填报效期报表
C. 按季度填报效期报表
D. 按年度填报效期报表
E. 按半年度填报效期报表

60. 下列有关汤剂用法的叙述,不正确的是
A. 一般汤药多宜温服,但热性病者应冷服,寒性病者应热服
B. 冬季服用汤剂比夏季服用临床效果要好
C. 一般疾病服药,多采用每日一剂,每剂分两次或三次服用

D. 多数药物宜饭前服,有利于药物吸收
E. 对胃肠有刺激性的药宜饭后服

二、B 型题（标准配伍题）

答题说明

以下提供若干组考题,每组考题共用在考题前列出的 A、B、C、D、E 五个备选答案。请从中选择一个与问题关系最密切的答案。某个备选答案可能被选择一次、多次或不被选择。

（61～62 题共用备选答案）

A. 脑
B. 肝
C. 心
D. 五脏
E. 经络

61. 有机整体的中心是
62. 有机整体的主宰是

（63～64 题共用备选答案）

A. 疾病
B. 证候
C. 症状
D. 体征
E. 体态

63. 疾病过程中所表现的个别现象是
64. 中医学认识疾病和处理疾病时更加注重的是

（65～66 题共用备选答案）

A. 阳病治阴
B. 阴中求阳
C. 热极生寒
D. 寒者热之
E. 热者寒之

65. 可以用阴阳互根说明的是
66. 可以用阴阳转化说明的是

（67～68 题共用备选答案）

A. 相生
B. 相克
C. 相乘
D. 相侮
E. 母子相及

67. 依据五行规律“土不足时,则木旺伤土”指的是
68. 依据五行规律“土有余时,则土壅木郁”指的是

（69～70 题共用备选答案）

A. 涕
B. 泪
C. 唾
D. 汗
E. 涎

69. 五脏主五液,脾所主的液是
70. 五脏主五液,心所主的液是

（71～72 题共用备选答案）

A. 心
B. 肺
C. 脾
D. 肝
E. 肾

71. 具有“统摄血液”功能的脏是
72. 被称为“气血生化之源”的脏是

（73～74 题共用备选答案）

A. 气能生血
B. 津血同源
C. 气能行血
D. 气能行津
E. 津能载气

73. 某些水肿患者,采用宣降肺气的方法治疗,

其理论根据是

74.“亡血家不可发汗”,其理论根据是

(75~76题共用备选答案)

A. 足少阴肾经

B. 足厥阴肝经

C. 足阳明胃经

D. 足太阳膀胱经

E. 足太阴脾经

75. 分布于下肢内侧后缘的是

76. 分布于下肢外侧后缘的是

(77~78题共用备选答案)

A. 开泄

B. 火热

C. 炎上

D. 黏滞

E. 凝滞

77.“暑为阳邪”的特性是

78.“火为阳邪”的特性是

(79~80题共用备选答案)

A. 正气不足

B. 邪气侵害

C. 精神因素

D. 体质因素

E. 邪正胜负

79. 发病的内在根据是

80. 是否发病主要取决于

(81~82题共用备选答案)

A. 感而即发

B. 伏而后发

C. 徐发

D. 继发

E. 复发

81. 在原发病的基础上,继而发生新的疾病是指

82. 即将痊愈或已经痊愈的疾病再度发作是指

(83~84题共用备选答案)

A. 实热证

B. 虚寒证

C. 实寒证

D. 虚热证

E. 阴阳两虚证

83. 阴气偏胜反映于临床上的证候是

84. 阴阳互损反映于临床上的证候是

(85~86题共用备选答案)

A. 少气懒言,倦怠乏力,头目眩晕

B. 二便失禁,骨瘦痿厥,遗精

C. 头痛眩晕,昏厥,呕血

D. 少气懒言,大便溏泄,腹部坠胀,脱肛

E. 纳呆,脘腹胀满,大便涩滞不畅

85. 气脱证的症状是

86. 气逆证的症状是

(87~88题共用备选答案)

A. 谵语

B. 郑声

C. 独语

D. 错语

E. 太息

87. 神识不清,语言重复,时断时续,语音低弱为

88. 神识不清,语无伦次,声高有力为

(89~90题共用备选答案)

A. 利尿消肿

B. 抗肿瘤

C. 降血脂

D. 氮质血症

E. 抗炎

89. 大黄降低血尿素氮和肌酐作用的现代应用是

90. 大黄抑制肾髓质 Na^+-K^+-ATP 酶作用的现代应用是

(91 -92 题共用备选答案)
A. 秦艽
B. 防己
C. 雷公藤
D. 番泻叶
E. 苦参
91. 具有保肝利胆作用的祛风湿药是
92. 具有防治矽肺作用的祛风湿药是

(93 ~94 题共用备选答案)
A. 附子
B. 干姜
C. 肉桂
D. 厚朴
E. 秦艽
93. 具有局部麻醉作用的药物是
94. 具有镇吐作用的药物是

(95 ~96 题共用备选答案)
A. 在首次药品批准证明文件有效期届满当年汇总报告一次,以后每 5 年汇总报告一次
B. 除报告普通不良反应和特殊不良反应外,还应以《药品不良反应/事件报告表》的形式进行年度汇总后,向所在地的省、自治区、直辖市药品不良反应监测中心报告
C. 每年汇总报告一次
D. 每三年汇总报告一次
E. 每五年汇总报告一次
95. 新药监测期内的药品
96. 新药监测期已满的药品

(97 ~98 题共用备选答案)
A. 应当付炮制品
B. 必须经 2 人以上复核无误
C. 凭医生签名的正式处方
D. 凭盖有医师所在的医疗单位公章的正式处方
E. 可不凭处方
97.《医疗用毒性药品管理办法》规定医疗单位供应和调配毒性药品
98.《医疗用毒性药品管理办法》规定对处方未注明“生用”的毒性中药

(99 ~100 题共用备选答案)
A. 产生浑浊或沉淀
B. 产生有毒物质
C. 变色
D. 产气
E. 发生爆炸
99. 生物碱与苷类、有机酸、鞣质等混合会
100. 含酚羟基的药物与铁盐混合会

一、A 型题(单句型最佳选择题)

答题说明

以下每一道考题下面有 A、B、C、D、E 五个备选答案。请从中选择一个最佳答案。

1. 含有结晶水的矿物类药材,经过煅烧后药效改变的是
   A. 炉甘石
   B. 石膏
   C. 雄黄
   D. 磁石
   E. 自然铜

2. 巴豆仁去油制霜的炮制目的是
   A. 降低毒性
   B. 消除副作用
   C. 增强药物作用趋势
   D. 增强疗效
   E. 便于调剂制剂

3. 鳖甲砂烫醋淬的炮制目的是
   A. 增强疗效
   B. 降低毒性
   C. 改变作用趋势
   D. 改变作用部位
   E. 消除副作用

4. 何首乌药材炮制不能用铁质容器的原因是其含有
   A. 挥发油
   B. 黄酮
   C. 鞣质
   D. 蒽醌苷
   E. 生物碱

5. 可引药入肾经的炮制方法是
   A. 清炒
   B. 盐炙
   C. 酒炙
   D. 蒸
   E. 炒炭

6. 属于降低毒性的炮制方法是
   A. 杜仲盐炙
   B. 柴胡醋炙
   C. 苍耳子炒制
   D. 当归酒炙
   E. 枇杷叶蜜炙

7. 下列药物中,常用酒制的药物是
   A. 甘遂
   B. 白芍
   C. 杜仲
   D. 商陆
   E. 麻黄

8. 能够增强润肺止咳作用的炮制方法是
   A. 姜炙
   B. 蜜炙
   C. 麸炒
   D. 醋炙
   E. 米炒

9. 炮制后可入肝经的药物是
   A. 盐杜仲
   B. 醋柴胡
   C. 姜黄连
   D. 酒白芍
   E. 蜜黄芪

10. 蛤粉炒法适用的药材种类是
    A. 胶类药材
    B. 动物类药材

C. 树脂类药材
D. 矿物类药材
E. 贝壳类药材

11. 巴豆霜中脂肪油的含量要求在
A. 8% ~10%
B. 12% ~15%
C. 18% ~20%
D. 22% ~25%
E. 28% ~30%

12. 影响炮制品变异的外界条件不包括
A. 温度
B. 湿度
C. 空气
D. 养分
E. 日光

13. 根据分离原理筛选药材时,依据的是药物与杂质的哪种性质
A. 密度
B. 浮力
C. 体积
D. 磁性
E. 温度

14. 生品以升为主,用于涌吐风痰;炒后以降为主,长于降气化痰、消食除胀的药物是
A. 栀子
B. 牛蒡子
C. 五味子
D. 莱菔子
E. 牵牛子

15. 净制时须去皮壳的药物是
A. 白果
B. 山茱萸
C. 大黄
D. 石韦
E. 蕲蛇

16. 为了制剂、配方的需要,赭石宜采用的加工方法是
A. 碾捣
B. 揉搓
C. 制绒
D. 拌衣
E. 切制

17. 人工干燥时,一般药材的干燥温度不超过
A. 30℃
B. 40℃
C. 50℃
D. 80℃
E. 100℃

18. 制备降香饮片常用的方法是
A. 切制
B. 镑法
C. 刨法
D. 锉法
E. 斧劈法

19. 传统习惯破血宜选用
A. 当归头
B. 当归尾
C. 当归身
D. 当归炭
E. 当归(全当归)

20. 石决明煅制后增强了
A. 收湿敛疮作用
B. 固涩收敛明目作用
C. 止血作用
D. 解毒止痒作用
E. 散瘀止痛作用

21. 醋炙后增强疏肝止痛作用,并能消积化滞

的是
A. 柴胡
B. 白芍
C. 乳香
D. 香附
E. 大戟

22. 酒炙后可改变药性,引药上行的药物是
A. 大黄
B. 白芍
C. 常山
D. 威灵仙
E. 续断

23. 自然铜采用煅淬法炮制时,一般每 100kg 药材用醋
A. 5kg
B. 10kg
C. 20kg
D. 30kg
E. 40kg

24. 采用扣锅煅法炮制的药材是
A. 白矾
B. 石膏
C. 牡蛎
D. 自然铜
E. 血余炭

25. 炮制后既可降低毒性,又可矫正气味的药物是
A. 僵蚕
B. 鳖甲
C. 九香虫
D. 百部
E. 斑蝥

26. 下列除哪项外均为新疆紫草的特征
A. 呈不规则的长圆柱形,多扭曲
B. 表面紫红色或紫褐色
C. 皮部疏松,呈条形片状,易剥落
D. 体轻,质松软
E. 断面呈同心环层,中心木质部较大

27. 人参性状鉴别中"圆芦"的含义是
A. 园参的根茎较圆而粗
B. 园参的主根较圆
C. 生晒山参的主根较圆
D. 生晒山参上靠近主根的一段根茎较光滑而无茎痕
E. 生晒山参较圆的根茎,而且茎痕较少

28. 下列除哪项外均为味连的显微特征
A. 木栓层为数列细胞
B. 皮层有石细胞
C. 中柱鞘纤维束木化或伴有石细胞
D. 维管束外韧型
E. 髓部有石细胞

29. 当归粉末的主要特征是
A. 石细胞群
B. 木栓细胞
C. 纤维束
D. 韧皮薄壁细胞壁上有斜格状纹理
E. 树脂道

30. 山药的主要产地是
A. 河南
B. 山西
C. 广西
D. 四川
E. 云南

31. 下列哪种药材粉末中不含菊糖
A. 党参
B. 木香
C. 白术
D. 麦冬

E. 苍术

32. 炉贝的原植物是
A. 甘肃贝母
B. 川贝母
C. 暗紫贝母
D. 梭砂贝母
E. 岷贝母

33. 单子叶植物根及根茎类药材断面可见的环纹是
A. 纤维群
B. 木质部
C. 石细胞层
D. 内皮层
E. 形成层

34. 药材断面红棕色或黄棕色,显颗粒性,髓部有星点的是
A. 白芍
B. 盐附子
C. 何首乌
D. 三七
E. 大黄

35. 甘草药材的药用部位是
A. 块茎
B. 根
C. 根茎
D. 根及根茎
E. 块根

36. 有“疙瘩钉”特征的药材是
A. 白芷
B. 当归
C. 羌活
D. 前胡
E. 藁本

37. 丹参药材表面的颜色是
A. 红色、橙黄色
B. 棕红色或黯棕红色
C. 黄褐色、灰棕色
D. 黄棕色
E. 浅黄色

38. 中药材适宜采收期确定的主要依据是
A. 根据药材产地的气候特点
B. 依照药材中有效物质的含量
C. 根据药用部分的产量
D. 药材中有效物质的含量与药用部分的产量结合考虑
E. 根据需要,随时可采

39. 中药鉴定取样时,平均样品的量一般不得少于实验用量的
A. 2 倍
B. 3 倍
C. 5 倍
D. 6 倍
E. 9 倍

40. 通草的药用部位为
A. 全草
B. 茎
C. 茎髓
D. 根
E. 地上部分

41. 某药材横切片皮部有树脂状分泌物,红褐色或黑棕色,与木部相间排列成偏心形半圆形的环,有此性状特征的药材是
A. 大血藤
B. 川木通
C. 降香
D. 木通
E. 鸡血藤

42. 来源于植物钩藤的药材表面特征是
  A. 表面光滑无毛,红棕色至棕红色
  B. 钩枝密被褐色柔毛,钩的末端膨大成小球
  C. 枝或钩的表面灰白色或灰棕色,有疣状凸起
  D. 表面绿黄色,常有宿存托叶
  E. 钩枝具有稀疏的褐色柔毛,表面棕黄色或棕褐色,叶痕明显

43. 组织中有异型维管束的药材是
  A. 大血藤
  B. 鸡血藤
  C. 通草
  D. 钩藤
  E. 川木通

44. 非沉香药材的主要性状是
  A. 多呈朽木状和不规则块状
  B. 表面紫黑色,凹凸不平
  C. 可见黑褐色树脂与黄白色木部相间的斑纹
  D. 质地坚实,断面刺状,入水可下沉
  E. 气芳香,味苦

45. 皮类药材通常是指来源于裸子植物或被子植物茎、枝和根的
  A. 木栓形成层以外的部分
  B. 形成层以外的部分
  C. 周皮部分
  D. 皮层以外的部分
  E. 落皮层部分

46. 药材秦皮来源于
  A. 萝藦科
  B. 毛茛科
  C. 木犀科
  D. 樟科
  E. 木兰科

47. 粉末遇碱液显红色的药材是
  A. 蓼大青叶
  B. 大青叶
  C. 番泻叶
  D. 紫苏叶
  E. 侧柏叶

48. 粉末水浸液在紫外灯下显蓝色荧光的药材是
  A. 蓼大青叶
  B. 大青叶
  C. 侧柏叶
  D. 庐山石韦
  E. 番泻叶

49. 大青叶的气孔类型是
  A. 直轴式
  B. 平轴式
  C. 不等式
  D. 不定式
  E. 由 1 个副卫细胞围绕保卫细胞

50. 紫苏叶的来源为
  A. 唇形科紫苏的叶
  B. 豆科紫苏的叶
  C. 蔷薇科紫苏的叶
  D. 茄科紫苏的叶
  E. 芸香科紫苏的叶

51. 花蕾呈研棒状,表面红棕色或暗棕色,有颗粒状突起的花类药材是
  A. 辛夷
  B. 丁香
  C. 金银花
  D. 款冬花
  E. 菊花

52. 西红花药材的主要产地是
  A. 西藏

B. 西班牙、希腊
C. 马来西亚、新加坡
D. 越南、柬埔寨
E. 印度

53. 下列药材除哪项外均为种子入药
A. 菟丝子
B. 马钱子
C. 葶苈子
D. 牵牛子
E. 覆盆子

54. 不属于全草类药材的是
A. 青蒿
B. 薄荷
C. 通草
D. 麻黄
E. 广藿香

55. 药材北苍术与茅苍术横切面的主要区别为
A. 北苍术木栓层无石细胞带
B. 皮层无油室
C. 韧皮部宽大
D. 皮层有纤维束,木质部纤维束大
E. 纤维束与导管相间排列

56. 三棱药材的来源为
A. 黑三棱科荆三棱
B. 黑三棱科黑三棱
C. 禾本科荆三棱
D. 莎草科黑三棱
E. 莎草科荆三棱

57. 桑螵蛸的采收期应在
A. 全年均可
B. 春秋两季
C. 清明后 45 ~60 天
D. 3 月中旬
E. 霜降期

58. 来源于五加科植物的药材是
A. 通草
B. 川木通
C. 小通草
D. 苏木
E. 沉香

59. 粉末镜检,可见细胞壁三面加厚一面菲薄的石细胞、油细胞、黏液细胞、纤维及草酸钙针晶的药材是
A. 桑白皮
B. 牡丹皮
C. 肉桂
D. 秦皮
E. 川黄柏

60. 牡丹皮药材粉末升华的结晶,滴加三氯化铁醇溶液后
A. 结晶变为紫红色
B. 结晶溶解而显暗紫色
C. 结晶变为绿色
D. 结晶溶解而显鲜绿色
E. 结晶溶解而显棕黄色

二、B 型题(标准配伍题)

答题说明

以下提供若干组考题,每组考题共用在考题前列出的 A、B、C、D、E 五个备选答案。请从中选择一个与问题关系最密切的答案。某个备选答案可能被选择一次、多次或不被选择。

(61 ~ 62 题共用备选答案)
A. 挥发油
B. 双酯型生物碱
C. 无机盐
D. 鞣质
E. 黄酮苷类
61. 蜜炙麻黄辛散发汗作用缓和是因为炮制后减少了
62. 制川乌毒性降低是因为炮制后减少了

(63 ~ 64 题共用备选答案)
A. 麦麸炒制
B. 酒炙
C. 醋炙
D. 蛤粉炒制
E. 蜜炙
63. 利用辅料炮制,可引药入肺经的方法是
64. 利用辅料炮制,可引药入肝经的方法是

(65 ~ 66 题共用备选答案)
A. 除去头部
B. 水飞
C. 砂烫
D. 醋炙
E. 去油制霜
65. 朱砂炮制减毒的方法是
66. 马钱子炮制减毒的方法是

(67 ~ 68 题共用备选答案)
A. 酒
B. 醋
C. 蜂蜜
D. 食盐水
E. 生姜汁
67. 常用于炮制大黄的辅料是
68. 常用于炮制甘草的辅料是

(69 ~ 70 题共用备选答案)
A. 麸炒
B. 米炒
C. 醋炙
D. 盐炙
E. 酒炙
69. 降低苍术燥性的炮制方法是
70. 降低补骨脂燥性的炮制方法是

(71 ~ 72 题共用备选答案)
A. 燎去毛
B. 刷去毛
C. 烫去毛
D. 挖去毛
E. 撞去毛
71. 净制石韦应
72. 净制骨碎补应

(73 ~ 74 题共用备选答案)
A. 撞去毛
B. 挖去毛
C. 燎去毛
D. 刷去毛
E. 烫去毛
73. 净制鹿茸应
74. 净制金樱子应

(75 ~ 76 题共用备选答案)
A. 淋法
B. 淘洗法
C. 泡法

D. 漂法
E. 润法

75. 具腥臭异常气味的药材常采用的处理方法是
76. 毒性药材常采用的水处理方法是

(77～78题共用备选答案)
A. 文火
B. 中火
C. 武火
D. 先文火后武火
E. 先武火后文火

77. 芥子炒黄多用
78. 荆芥炒炭多用

(79～80题共用备选答案)
A. 河砂
B. 蛤粉
C. 大米
D. 灶心土
E. 麦麸

79. 适合炒制质地坚硬药物的辅料是
80. 适合炒制胶类药物的辅料是

(81～82题共用备选答案)
A. 伞形科
B. 五加科
C. 桔梗科
D. 石竹科
E. 豆科

81. 北沙参来源于
82. 南沙参来源于

(83～84题共用备选答案)
A. 天南星科
B. 鸢尾科
C. 兰科
D. 姜科
E. 菊科

83. 白及来源于
84. 石菖蒲来源于

(85～86题共用备选答案)
A. 桔梗
B. 党参
C. 木香
D. 降香
E. 白术

85. 含菊糖及草酸钙针晶的药材是
86. 根头部有多数疣状突起的茎痕及芽,习称"狮子盘头"的药材是

(87～88题共用备选答案)
A. 油细胞
B. 乳管
C. 树脂道
D. 油室
E. 油管

87. 党参药材组织横切面可见
88. 人参药材组织横切面可见

(89～90题共用备选答案)
A. 大理石样花纹
B. 朱砂点
C. 云锦花纹
D. 罗盘纹
E. 星点

89. 何首乌药材切片可见
90. 商陆药材切片可见

(91～92题共用备选答案)
A. 鸡血藤
B. 沉香
C. 降香
D. 大血藤
E. 钩藤

91. 挥发油中含白木香酸及白木香醛,有镇静作用,来源于瑞香科的药材是

92. 含鞣质及多种黄酮类成分,来源于豆科的药材是

(93 ~94 题共用备选答案)

A. 地骨皮

B. 秦皮

C. 香加皮

D. 桑白皮

E. 牡丹皮

93. 断面粉白或粉红色,粉性强的药材是

94. 断面外层黄棕色,内层灰白色的药材是

(95 ~96 题共用备选答案)

A. 石韦

B. 蓼大青叶

C. 大青叶

D. 枇杷叶

E. 罗布麻叶

95. 叶柄呈翼状的药材是

96. 有托叶鞘的药材是

(97 ~98 题共用备选答案)

A. 非腺毛有单细胞及多细胞两种,油细胞众多

B. 粉末中有油室、草酸钙簇晶、纤维,还可见通气组织

C. 腺毛头部 1 ~5 个细胞,柄 1 ~5 个细胞

D. 有头部倒圆锥形及头部类圆形两种腺毛,均为多细胞,腺柄亦为多细胞

E. 有管道状分泌细胞

97. 金银花的显微特征是

98. 丁香的显微特征是

(99 ~100 题共用备选答案)

A. 白颈

B. 马头、蛇尾、瓦楞身

C. 当门子

D. 挂甲

E. 方胜纹

99. 属于牛黄药材特征的是

100. 属于麝香药材特征的是

一、A 型题(单句型最佳选择题)

答题说明

以下每一道考题下面有 A、B、C、D、E 五个备选答案。请从中选择一个最佳答案。

1. 药物剂型按照分散系统分类,涂膜剂属于
A. 真溶液类
B. 胶体溶液类
C. 乳浊液类
D. 混悬液类
E. 微粒给药系统

2. 适合给已包装好的药品灭菌的是
A. 干热空气法
B. 热压灭菌法
C. 紫外线灭菌法
D. 微波灭菌法
E. 辐射灭菌法

3. 适合冰片的粉碎方法是
A. 水飞法
B. 加液研磨法
C. 重研法
D. 混合粉碎法
E. 低温混合法

4. 以下属于低共熔混合物的是
A. 薄荷油与淀粉
B. 硫酸阿托品与乳糖
C. 流浸膏与滑石粉
D. 薄荷脑与樟脑
E. 薄荷脑与滑石粉

5. 渗漉法的操作过程一般为
A. 粉碎→润湿→填装→排气→浸渍→渗漉
B. 粉碎→浸渍→排气→填装→渗漉
C. 粉碎→填装→润湿→排气→浸渍→渗漉
D. 粉碎→润湿→排气→浸渍→填装→渗漉
E. 粉碎→填装→排气→润湿→浸渍→渗漉

6. 起昙现象是
A. 所有表面活性剂的一种特性
B. 非离子型表面活性剂的一种特性
C. 某些含聚氧乙烯基的非离子型表面活性剂的一种特性
D. 阴离子型表面活性剂的特性
E. 两性离子型表面活性剂的特性

7. 以聚乙二醇作为软膏基质时,常将不同分子量的聚乙二醇按适当比例相互配合,这样操作的目的是
A. 改善药物的溶解度
B. 增加透皮作用
C. 增加吸水性
D. 制成稠度适宜的基质
E. 防止软膏失水干燥

8.《中华人民共和国药典》中不收载下列哪类药品
A. 中药材
B. 中药单方制剂
C. 放射性药品
D. 兽用药品
E. 生化药品

9. 下列关于中成药的论述,错误的是
A. 以中药材为原料,以中医药理论为指导
B. 有规定的处方与制法
C. 都属于非处方药
D. 标明功能主治、用法用量和规格
E. 有特有的名称

10. 不能在万级操作区操作的是
A. 注射用药的原料药的精制、烘干、分装

B. 滴眼液的配液、滤过、灌封
C. 需除菌滤过,但不能在最后容器中灭菌的无菌制剂的配液
D. 能在最后容器中灭菌的大体积注射用药品的配液及小体积注射用药品的配液、滤过、灌封
E. 不能在最后容器中灭菌的无菌制剂的配液与灌封

11. 用于气体灭菌的化学药品不包括
A. 环氧乙烷
B. 甲醛
C. 乙醇
D. 乳酸
E. 臭氧

12. 下列不是药物可能被微生物污染的途径的是
A. 操作人员
B. 药用辅料
C. 制药设备
D. 制药环境
E. 外包装材料

13. 下列不能采用水飞法粉碎的是
A. 滑石粉
B. 珍珠
C. 硼砂
D. 炉甘石
E. 朱砂

14. 主要用于蛋白质分离纯化的方法是
A. 盐析法
B. 醇提水沉法
C. 回流法
D. 渗漉法
E. 水提醇沉法

15. 下列关于冷冻干燥法,论述错误的是
A. 物料在高真空和低温条件下干燥
B. 又称为升华干燥
C. 又称为流化干燥
D. 适用于热敏性物品
E. 常用于注射用粉针剂的制备

16. 为提取饮片中的芳香挥发性成分,常采用
A. 回流法
B. 浸渍法
C. 渗漉法
D. 水蒸气蒸馏法
E. 煎煮法

17. 关于超临界流体提取法,叙述正确的是
A. 超临界流体黏度高,扩散性低
B. 超临界流体密度低
C. 常使用的是超临界 H_2O 流体
D. 适用于水溶性成分的提取
E. 适用于热敏性成分的提取

18. 提取生物碱、苷类等成分,宜选用乙醇的浓度一般是
A. 90% 以上
B. 70% ~90%
C. 50% ~70%
D. 40% ~50%
E. 20% ~30%

19. 属于分子分离滤过,可用于提取液精制纯化、酶类药物溶液浓缩的是
A. 微孔薄膜滤器
B. 超滤膜滤器
C. 砂滤棒
D. 垂熔玻璃滤器
E. 板框压滤机

20. 煎煮茶剂和袋装茶剂的水分不得超过
A. 4.0%
B. 8.0%

C. 12.0%
D. 16.0%
E. 20.0%

21. 需要做水分含量检查的剂型是
A. 合剂
B. 糖浆剂
C. 煎膏剂
D. 茶剂
E. 酒剂

22. 含毒性药的酊剂,每 10mL 相当于原药材的量为
A. 1g
B. 2g
C. 3g
D. 4g
E. 5g

23. 溶胶的制备方法为
A. 干胶法
B. 湿胶法
C. 凝聚法
D. 新生皂法
E. 机械法

24. 下列关于增加药物溶解度的方法,论述错误的是
A. 将被增溶药物根据其极性大小,以不同方式与胶束结合,进入胶束的不同部位,而使药物的溶解度增大
B. 增溶剂的性质、用量、使用方法会影响增溶效果
C. 被增溶药物的性质、溶液的 pH 及电解质会影响增溶效果
D. 增溶是指在表面活性剂的作用下,难溶性药物在水中的溶解度增大并形成澄清、混悬溶液或乳化的过程
E. 增溶是表面活性剂分子在溶液中缔合形成胶束后的重要特性

25. 下列毒性最大的表面活性剂是
A. 苯扎溴铵(新洁尔灭)
B. 肥皂类
C. 卵磷脂
D. 普朗尼克 F-68
E. 吐温 60

26. 与增溶剂的增溶效果无关的因素是
A. 药物的性质
B. 增溶剂的种类
C. 温度
D. 增溶剂的毒性
E. 加入的顺序

27. 制备溶胶可采用的方法是
A. 絮凝法
B. 胶溶法
C. 凝聚法
D. 乳化法
E. 溶解法

28. 不属于乳剂制备方法的是
A. 配研法
B. 干胶法
C. 湿胶法
D. 两相交替加入法
E. 机械法

29. 注射用大豆油的酸值应不大于
A. 0.1
B. 0.2
C. 0.3
D. 0.4
E. 0.5

30. 下列关于注射剂质量要求的论述错误的是
A. 溶液型注射剂应澄明

B. 静脉输液应尽可能与血液等渗
C. 用于配制注射液前的半成品,不需要检查重金属和有害元素,只在成品中检查
D. 乳浊液型注射剂不能用于椎管注射
E. 静脉推注用乳液型注射液分散相,球粒的粒度不得大于5μm

31. 砒石的内服用量为
A. 0.09g
B. 0.03 ~ 0.075g
C. 0.05g
D. 0.1g
E. 0.6g

32. 一般汤剂处方的饮片用量是
A. 干品10 ~ 15g,鲜品15 ~ 30g
B. 干品3 ~ 9g,鲜品12 ~ 15g
C. 干品3 ~ 9g,鲜品15 ~ 60g
D. 干品10 ~ 15g,鲜品15 ~ 45g
E. 干品9 ~ 30g,鲜品15 ~ 60g

33. 质重的饮片应放在斗架的
A. 上层
B. 下层
C. 中层
D. 底层
E. 高层

34. 在调配过程中不需要将其单独包装的中药饮片是
A. 生石膏
B. 红花
C. 制川乌
D. 三七粉
E. 鹿角胶

35. 安全水分是指
A. 含水量在安全范围
B. 含水量在安全范围的临界限度
C. 一个范围值
D. 失去水分不会影响中药质量
E. 过多含有水分不会影响中药质量

36. 金银花、连翘等常用饮片一般放在斗架的
A. 高层
B. 低层
C. 中上层
D. 中层
E. 最下层的大药斗

37. 以下不属于中药配伍关系的是
A. 相须
B. 相使
C. 相佐
D. 相反
E. 相杀

38. 药力居处方之首的是
A. 佐药
B. 使药
C. 君药
D. 臣药
E. 药引

39. 主要报告引起严重、罕见或新的不良反应的药品是
A. 上市5年内的药品
B. 上市5年后的药品
C. 列为国家重点监测的药品
D. 麻醉药品
E. 毒性药品

40. 药品生产、经营企业和医疗机构发现或者获知新的、严重的药品不良反应应当报告,其时间是
A. 10日之内
B. 15日之内
C. 20日之内

D. 25 日之内
E. 30 日之内

41. 生狼毒不宜与哪味药同用
A. 天仙子
B. 牛膝
C. 黄连
D. 密陀僧
E. 洋金花

42. 吗啡注射剂用于治疗门诊癌症晚期患者时,处方 1 次不得超过
A. 1 日剂量
B. 2 日剂量
C. 3 日剂量
D. 5 日剂量
E. 7 日剂量

43. "一角"荷叶是指荷叶的
A. 1 张
B. 1/2 张
C. 1/4 张
D. 1/8 张
E. 1/10 张

44. 中药处方的调配程序为
A. 计价收费→审方→调配→复核→发药
B. 审方→调配→计价收费→复核→发药
C. 审方→计价收费→调配→复核→发药
D. 审方→复核→计价收费→调配→发药
E. 审方→调配→复核→计价收费→发药

45. 中药斗谱排列的目的是
A. 便于审核发药
B. 便于特殊药品的存放
C. 便于药品质量自查
D. 便于调剂操作
E. 便于监督部门的检查

46. 适宜在药斗中靠近存放的饮片是
A. 形似的饮片
B. 相反的饮片
C. 相畏的饮片
D. 细料饮片与其他饮片
E. 处方中经常配伍应用的饮片

47. 下列可用于饮片初步粉碎的是
A. 戥称
B. 冲钵
C. 分厘戥
D. 天平
E. 药刷

48. 在中药常用术语中,"二杠茸"指的是
A. 具有 1 个侧枝的花鹿茸
B. 梅花鹿角具 2 个侧枝者
C. 具有 3 个侧枝的马鹿茸
D. 具有 2 个侧枝的花鹿茸
E. 具有 3 个侧枝的花鹿茸

49. "结子斗"用于描述下列哪种药
A. 石斛
B. 大黄
C. 黄连
D. 牛膝
E. 苍术

50. 下列药物不属于七厘散处方的是
A. 血竭
B. 红花
C. 儿茶
D. 没药
E. 牛膝

51. 下列不属于中成药非处方药遴选原则的是
A. 使用方便
B. 价格合理
C. 应用安全

D. 疗效确切
E. 质量稳定

52. 煎煮药液时应注意
A. 时时搅动
B. 敞开锅盖
C. 放凉后再过滤
D. 煎干后可加水再煎
E. 加热水泡药以提高效率

53. 首选的煎药器具是
A. 铜器
B. 铁器
C. 银器
D. 玻璃制器
E. 陶瓷制器

54. 果实种子类饮片含药屑杂质应小于
A. 2%
B. 7%
C. 3%
D. 1%
E. 5%

55. 领用急诊抢救药的要求是
A. 药剂科及时按需购买,可以后补办相关报批手续
B. 经过正常手续审批
C. 经过正常手续领用
D. 主管医疗的院长审批
E. 临床救治医师直接购买

56. 医疗机构在药品集中采购中的作用不包括
A. 按照卫生行政部门规定建立药物与治疗委员会(组)
B. 原则上不得集中采购《入网药品目录》外的药品
C. 严格按照《合同法》的规定签订药品购销合同
D. 自主制定集中采购药品的零售价格
E. 有特殊需要须经省级药品集中采购工作管理机构审批同意

57. 不属于导致饮片变质的外部因素的是
A. 饮片的含水量
B. 温度
C. 湿度
D. 空气
E. 霉菌和害虫

58. 不属于物理机械防虫措施的是
A. 高温或低温杀虫法
B. 射线杀虫法
C. 微波杀虫法
D. 充氮降氧杀虫法
E. 樟脑杀虫法

59. 关于煎药的说法错误的是
A. 煎药前应先用热水浸泡药物半小时左右
B. 应掌握好火候与时间,以防煎干或煎焦
C. 汤剂应做到煎透、榨干
D. 对毒性、烈性中药的煎煮,应在煎药用具上明显标记,使用完毕应反复洗擦
E. 煎药过程中,有特殊气味、颜色较深的药物宜后下

60. 药品批发和零售连锁企业应根据所经营药品的贮存要求,设置不同的温、湿度条件仓库,各库房相对湿度应保持在
A. 50% ~60%
B. 30% ~50%
C. 40% ~80%
D. 45% ~75%
E. 35% ~65%

二、B 型题（标准配伍题）

答题说明

以下提供若干组考题,每组考题共用在考题前列出的 A、B、C、D、E 五个备选答案。请从中选择一个与问题关系最密切的答案。某个备选答案可能被选择一次、多次或不被选择。

(61 ~62 题共用备选答案)

A. 药物

B. 剂型

C. 制剂

D. 调剂

E. 中成药

61. 用于治疗、预防及诊断疾病的物质总称为

62. 根据规定的处方,将原料药物加工制成具有一定规格、可直接用于临床的药品,称为

(63 ~64 题共用备选答案)

A. 植物油的灭菌

B. 输液剂的灭菌

C. 1 ~2mL 中药注射液的灭菌

D. 空气的灭菌

E. 整箱已包装好的药品的灭菌

63. 干热空气灭菌法适用于

64. 热压灭菌法适用于

(65 ~66 题共用备选答案)

A. 加液研磨法

B. 水飞法

C. 超微粉碎法

D. 低温粉碎

E. 混合粉碎

65. 樟脑、冰片等药物粉碎用

66. 珍珠粉碎用

(67 ~68 题共用备选答案)

A. 含化学药品的散剂

B. 含液体组分的散剂

C. 含低共熔混合物的散剂

D. 含色深组分的散剂

E. 含毒性药物的散剂

67. 九分散属于

68. 痱子粉属于

(69 ~70 题共用备选答案)

A. 真空干燥

B. 冷冻干燥

C. 喷雾干燥

D. 鼓式干燥

E. 沸腾干燥

69. 物料在高真空和低温条件下干燥的是

70. 利用雾化器将一定浓度的液态物料喷射成雾状,在一定流速的热气流中进行交换,物料被迅速干燥的方法是

(71 ~72 题共用备选答案)

A. 浸膏剂

B. 煎膏剂

C. 糖浆剂

D. 合剂

E. 流浸膏剂

71. 将饮片提取液蒸去部分溶剂,调整浓度至每 1mL 相当于原饮片 1g 的是

72. 需要防止“返砂”现象产生的是

(73 ~74 题共用备选答案)

A. 干胶法

B. 湿胶法

C. 新生皂法

D. 两相交替加入法

E. 机械法

73. 将油相、水相、乳化剂混合后应用乳化机械所提供的强大乳化能力而制成乳剂的制备方法是

74. 将水相加至含乳化剂的油相中,用力研磨

使成初乳,再稀释至全量,混匀的制备方法是

(75~76题共用备选答案)

A. 热原
B. 等渗液
C. 昙点
D. 鞣质
E. 等张液

75. 能引起恒温动物体温异常升高的致热物质是
76. 与血浆、泪液具有相同渗透压的溶液是

(77~78题共用备选答案)

A. 产生浑浊或沉淀
B. 产生有毒物质
C. 变色
D. 产气
E. 发生爆炸

77. 生物碱与苷类、有机酸、鞣质等混合会
78. 含酚羟基的药物与铁盐混合会

(79~80题共用备选答案)

A. 固态溶液
B. 同质多晶物
C. 低共熔混合物
D. 化学异构体
E. 共沉淀物

79. 药物以分子状态溶解在固体载体中形成的均相体系,称为
80. 固体药物与载体以适当比例形成的非结晶性无定型物,称为

(81~82题共用备选答案)

A. 氢氧化铝
B. 胰岛素
C. 维生素 K
D. 红霉素
E. 阿司匹林

81. 不宜与祖师麻合用的药物是
82. 不宜与酒当归合用的药物是

(83~84题共用备选答案)

A. 蒲黄
B. 鹿角胶
C. 钩藤
D. 沉香
E. 鱼腥草

83. 需要冲服的药物是
84. 需要烊化的药物是

(85~86题共用备选答案)

A. 木瓜丸
B. 九分散
C. 紫雪散
D. 六神丸
E. 牛黄解毒丸

85. 上述中成药含有朱砂的是
86. 上述中成药含有蟾酥的是

(87~88题共用备选答案)

A. 草乌
B. 黄芪
C. 芫花
D. 藜芦
E. 天南星

87. 不宜与人参放在一起的是
88. 不宜与半夏放在一起的是

(89~90题共用备选答案)

A. 穿刺法
B. 指掐法
C. 水试法
D. 冒槽
E. 火试法

89. 用于检查小的团块状药材软化适宜程度的方法为
90. 用探针鉴别麝香,真品可见的现象是

(91 ~92 题共用备选答案)

A. 驱虫药

B. 安神药

C. 滋补药

D. 解表药

E. 治疟药

91. 最好在睡前服用的药物是

92. 须趁热服下的药物是

(93 ~94 题共用备选答案)

A. 1.02

B. 1.04

C. 1.06

D. 1.20

E. 1.40

93. 煎煮完的解表剂药液的相对密度应不低于

94. 煎煮完的一般药液的相对密度应不低于

(95 ~96 题共用备选答案)

A. 12% ~17%

B. 11% ~16%

C. 11% ~15%

D. 6% ~9%

E. 4.5% ~6%

95. 党参的含水量控制在多少不易发生异变

96. 麦冬的含水量控制在多少不易发生异变

(97 ~98 题共用备选答案)

A. 烘干法

B. 甲苯法

C. 减压干燥法

D. 分光光度法

E. 液相色谱法

97. 适用于含挥发性成分药品中水分测定的是

98. 适用于含挥发性成分的贵重药品的水分测定的是

(99 ~100 题共用备选答案)

A. 酒类

B. 鱼类

C. 生冷食物

D. 辣味食物

E. 茶

99. 服解表药,宜少食

100. 服温补药,宜少食

参考答案

基础知识

1. B	2. D	3. B	4. A	5. D	6. D	7. D	8. E	9. C	10. D
11. A	12. B	13. C	14. E	15. C	16. A	17. B	18. C	19. B	20. B
21. D	22. A	23. D	24. C	25. B	26. B	27. A	28. B	29. B	30. E
31. B	32. A	33. A	34. A	35. C	36. B	37. C	38. B	39. D	40. A
41. E	42. A	43. E	44. D	45. B	46. D	47. A	48. C	49. A	50. C
51. A	52. B	53. D	54. D	55. B	56. C	57. B	58. A	59. A	60. A
61. C	62. B	63. A	64. E	65. B	66. A	67. B	68. E	69. D	70. A
71. B	72. A	73. E	74. E	75. A	76. E	77. D	78. E	79. A	80. B
81. C	82. E	83. C	84. E	85. C	86. D	87. C	88. E	89. B	90. D
91. B	92. C	93. A	94. C	95. D	96. C	97. B	98. A	99. D	100. B

相关专业知识

1. C	2. E	3. B	4. A	5. D	6. D	7. C	8. A	9. C	10. D
11. C	12. A	13. D	14. C	15. D	16. D	17. B	18. A	19. E	20. A
21. A	22. E	23. E	24. B	25. E	26. D	27. B	28. B	29. B	30. E
31. D	32. A	33. C	34. A	35. A	36. B	37. D	38. A	39. A	40. B
41. C	42. C	43. D	44. D	45. D	46. B	47. B	48. C	49. C	50. E
51. E	52. A	53. A	54. E	55. E	56. D	57. A	58. E	59. B	60. B
61. D	62. C	63. C	64. B	65. B	66. C	67. C	68. D	69. E	70. D
71. C	72. C	73. D	74. B	75. A	76. D	77. B	78. C	79. A	80. E
81. D	82. E	83. C	84. E	85. B	86. C	87. B	88. A	89. D	90. A
91. A	92. B	93. A	94. B	95. C	96. A	97. C	98. A	99. A	100. C

专业知识

1.B	2.A	3.A	4.C	5.B	6.C	7.B	8.B	9.B	10.A
11.C	12.D	13.C	14.D	15.A	16.A	17.D	18.E	19.B	20.B
21.D	22.A	23.D	24.E	25.E	26.E	27.D	28.E	29.D	30.A
31.D	32.D	33.D	34.E	35.D	36.A	37.B	38.D	39.B	40.C
41.E	42.A	43.B	44.B	45.B	46.C	47.C	48.B	49.C	50.A
51.B	52.B	53.E	54.C	55.D	56.B	57.D	58.A	59.C	60.B
61.A	62.B	63.E	64.C	65.B	66.C	67.A	68.C	69.A	70.D
71.B	72.C	73.C	74.B	75.D	76.D	77.A	78.C	79.A	80.B
81.A	82.C	83.C	84.A	85.E	86.B	87.B	88.C	89.C	90.D
91.B	92.A	93.E	94.A	95.C	96.B	97.D	98.B	99.D	100.C

专业实践能力

1.B	2.E	3.B	4.D	5.A	6.C	7.D	8.D	9.C	10.E
11.C	12.E	13.C	14.A	15.C	16.D	17.E	18.C	19.B	20.C
21.D	22.A	23.C	24.D	25.A	26.D	27.C	28.A	29.A	30.C
31.B	32.C	33.D	34.B	35.B	36.C	37.C	38.C	39.B	40.B
41.D	42.C	43.D	44.C	45.D	46.E	47.B	48.A	49.A	50.E
51.B	52.A	53.E	54.C	55.A	56.D	57.A	58.E	59.A	60.D
61.A	62.C	63.A	64.B	65.A	66.B	67.E	68.C	69.B	70.C
71.E	72.B	73.E	74.A	75.A	76.B	77.A	78.C	79.A	80.E
81.C	82.B	83.D	84.B	85.C	86.D	87.D	88.A	89.B	90.D
91.B	92.D	93.A	94.B	95.B	96.C	97.B	98.C	99.C	100.E

试卷标识码:

全国中医药专业技术资格考试

中药专业(中级)押题秘卷(二)

考试日期：　　　年　月　日

考试时间：9∶00—11∶30

考生姓名：________

准考证号：________

考　　点：________

考 场 号：________

一、A型题（单句型最佳选择题）

答题说明

以下每一道考题下面有A、B、C、D、E五个备选答案。请从中选择一个最佳答案。

1. 中药五味有阴阳属性，属阴的一组是
   A. 辛、甘、咸
   B. 酸、苦、咸
   C. 辛、甘、淡
   D. 甘、淡、苦
   E. 辛、苦、甘

2. 解表药的主要归经是
   A. 心、膀胱
   B. 肺、肝
   C. 脾、胃
   D. 肺、膀胱
   E. 肺、脾

3. 治疗实热积滞、大便燥结难下，首选的中药是
   A. 芦荟
   B. 巴豆霜
   C. 火麻仁
   D. 大黄
   E. 芒硝

4. 性微温而善于芳香化湿的药物是
   A. 香薷
   B. 佩兰
   C. 砂仁
   D. 豆蔻
   E. 藿香

5. 善于治疗血淋、尿血的药物是
   A. 车前子
   B. 泽泻
   C. 石韦
   D. 萆薢
   E. 木通

6. 具有温肾阳、温脾阳、温通血脉、引火归原功效的药物是
   A. 附子
   B. 干姜
   C. 肉桂
   D. 桂枝
   E. 吴茱萸

7. 木香具有的功效是
   A. 行气止痛，健脾消食
   B. 疏肝止痛，助阳止泻
   C. 破气消积，散寒止痛
   D. 行气调中，温脾化痰
   E. 理气调中，温肾助阳

8. 既能消食健胃，又能涩精止遗，还可治疗小儿脾虚疳积的药物是
   A. 麦芽
   B. 乌梅
   C. 莱菔子
   D. 银柴胡
   E. 鸡内金

9. 为提高驱虫药的疗效，当配合服用的是
   A. 清热解毒药
   B. 消食药
   C. 泻下药
   D. 行气药
   E. 温里药

10. 下列各项不属于和法范畴的是
    A. 调和营卫

B. 分消上下
C. 疏肝和胃
D. 透达膜原
E. 消食和胃

11. 下列病证,不宜使用下法治疗的是
A. 宿食
B. 积水
C. 瘀血
D. 结痰
E. 痞块

12. 小青龙汤的组成中含有的药物是
A. 白芍、甘草
B. 茯苓、半夏
C. 半夏、大黄
D. 生姜、大枣
E. 苦杏仁、半夏

13. 大黄牡丹汤的组成药物除大黄、牡丹皮外,还有
A. 桃仁、红花、赤芍
B. 桃仁、冬瓜子、芒硝
C. 金银花、连翘、甘草
D. 赤芍、金银花、连翘
E. 连翘、贝母、甘草

14. 温脾汤的组成药物中不包含
A. 人参
B. 附子
C. 甘草
D. 大黄
E. 生姜

15. 小柴胡汤与蒿芩清胆汤中均含有的是
A. 陈皮、甘草
B. 枳壳、大枣
C. 半夏、甘草
D. 青蒿、黄芩
E. 阿胶、大枣

16. 蒿芩清胆汤的功用是
A. 清热泻火,利水通淋
B. 清胆利湿,和胃化痰
C. 补脾柔肝,祛湿止泻
D. 疏肝解郁,益气健脾
E. 清热利湿,逐瘀退黄

17. 下列各项,不属于清营汤证临床表现的是
A. 身热夜甚
B. 时有谵语
C. 斑色紫黑
D. 舌绛而干
E. 脉细数

18. 治疗暑热气津两伤证的方剂是
A. 六一散
B. 香薷散
C. 清络饮
D. 桂苓甘露散
E. 清暑益气汤

19. 理中丸中的君药是
A. 人参
B. 甘草
C. 白术
D. 干姜
E. 茯苓

20. 主治阴疽的方剂是
A. 再造丸
B. 回阳救急汤
C. 阳和汤
D. 黄芪桂枝五物汤
E. 仙方活命饮

21. 阳和汤的组成是
A. 熟地黄、鹿角、炮姜、麻黄、桂枝、白芥子、

甘草
B. 熟地黄、鹿角胶、炮姜炭、肉桂、麻黄、白芥子、甘草
C. 熟地黄、鹿角胶、干姜、肉桂、麻黄、白芥子、川芎
D. 生地黄、鹿角、炮姜炭、桂枝、麻黄、白芥子、细辛
E. 熟地黄、鹿角胶、炮姜、桂枝、麻黄、细辛、甘草

22. 理中丸中不含有的是
A. 附子
B. 干姜
C. 人参
D. 白术
E. 甘草

23. 归脾汤的功用是
A. 温阳健脾,养血止血
B. 益气补血,养心安神
C. 益气健脾,养血安胎
D. 益气补血,健脾养心
E. 滋阴清热,养血安神

24. 完带汤组成中含有的药物是
A. 白芍、车前草
B. 赤芍、生甘草
C. 陈皮、车前子
D. 橘皮、车前子
E. 黄芩、黑芥穗

25. 牡蛎散的主治病证是
A. 心阳不潜之自汗
B. 阳明壮热之大汗
C. 肝胆湿热之黄汗
D. 体虚之自汗、盗汗
E. 肺卫气虚之盗汗

26. 川芎在酸枣仁汤中的主要作用是
A. 祛瘀血,止疼痛
B. 行气滞,化瘀血
C. 调肝血,疏肝气
D. 祛风邪,止头痛
E. 祛风邪,止痹痛

27. 下列哪项是紫雪散的主治病证
A. 温热内陷心包,神昏谵语
B. 热甚动风
C. 痰热内闭心包
D. 热闭内陷心包
E. 阴虚风动

28. 定喘汤与苏子降气汤两方组成中均含有的药物是
A. 苏子、甘草
B. 苏子、杏仁
C. 厚朴、杏仁
D. 半夏、黄芩
E. 当归、甘草

29. 补阳还五汤中重用黄芪为君的用意是
A. 补气固表
B. 补气生血
C. 补气升阳
D. 补气利水
E. 补气行血

30. 七厘散的功效是
A. 活血化瘀,行气止痛
B. 散瘀消肿,定痛止血
C. 活血化瘀,温经止痛
D. 活血化瘀,疏肝通络
E. 活血化瘀,散结止痛

31. 镇肝息风汤中配伍生麦芽的主要用意是
A. 疏肝理气
B. 健脾化滞
C. 消食和中

D. 清泄肝热
E. 疏肝和胃

32. 百合固金汤和养阴清肺汤两方组成中均含有的药物是
A. 白芍、甘草
B. 丹皮、当归
C. 麦冬、贝母
D. 生地、玄参
E. 桔梗、薄荷

33. 症见身热不甚、干咳少痰、右脉数大者,宜选用
A. 桑杏汤
B. 杏苏散
C. 清燥救肺汤
D. 养阴清肺汤
E. 沙参麦冬汤

34. 健脾丸组成中含有的药物是
A. 半夏、陈皮
B. 木香、山楂
C. 扁豆、茯苓
D. 黄芩、黄连
E. 白芍、甘草

35. 苷类化合物酸水解的易难顺序是
A. 氧苷 > 硫苷 > 碳苷 > 氮苷
B. 氮苷 > 氧苷 > 硫苷 > 碳苷
C. 硫苷 > 碳苷 > 氮苷 > 氧苷
D. 氮苷 > 硫苷 > 氧苷 > 碳苷
E. 碳苷 > 氧苷 > 硫苷 > 氮苷

36. 苦杏仁酶能水解
A. β - 葡萄糖苷
B. α - 鼠李糖苷
C. β - 果糖苷
D. α - 果糖苷
E. α - 葡萄糖苷

37. 利用混合物各成分沸点不同而进行分离的方法是
A. 分馏法
B. 色谱分离法
C. 萃取法
D. 升华法
E. 膜分离法

38. 大黄中含有多种蒽醌苷类化合物,其中不包括
A. 芦荟大黄素葡萄苷
B. 大黄酚葡萄苷
C. 大黄素葡萄苷
D. 土大黄苷
E. 番泻苷

39. 可溶于5%碳酸氢钠水溶液的化合物是
A. 大黄素
B. 大黄酚
C. 芦荟大黄素
D. 大黄酸
E. 大黄素甲醚

40. 大黄素难溶于
A. 氨水
B. 氢氧化钠水溶液
C. 乙醚
D. 水
E. 碳酸钠水溶液

41. 不同类型黄酮类成分被聚酰胺吸附的强弱顺序是
A. 黄酮醇 > 黄酮 > 二氢黄酮醇 > 异黄酮
B. 黄酮 > 黄酮醇 > 二氢黄酮醇 > 异黄酮
C. 二氢黄酮醇 > 黄酮醇 > 黄酮 > 异黄酮
D. 异黄酮 > 黄酮醇 > 黄酮 > 二氢黄酮醇
E. 黄酮醇 > 黄酮 > 异黄酮 > 二氢黄酮醇

42. 萜类化合物的基本碳架多具有2个或2个

以上的
A. 甲戊二羟酸
B. 异戊二烯
C. 苯丙素
D. 色原酮
E. 甾核

43. 采用分馏法分离下述化合物时,最先馏出的成分是
A. 单萜醇
B. 单萜烯
C. 单萜酸
D. 单萜醚
E. 单萜酮

44. 齐墩果烷型三萜和乌苏烷型三萜的主要区别是
A. 碳环的数目不同
B. B/C 环稠和方式不同
C. D/E 环稠和方式不同
D. E 环上两个甲基的位置不同
E. 母核上甲基数目不同

45. 非甾体类化合物是
A. 植物甾醇
B. 三萜皂苷
C. 强心苷
D. 甾体皂苷
E. C_{21} 甾醇

46. 不与生物碱沉淀试剂发生反应的化合物是
A. 麻黄碱
B. 小檗碱
C. 莨菪碱
D. 苦参碱
E. 延胡索乙素

47. 五倍子鞣质属于
A. 没食子鞣质
B. 逆没食子鞣质
C. 鞣花鞣质
D. 缩合鞣质
E. 复合鞣质

48. 鞣质的结构属于
A. 多元酚类
B. 含硫化合物
C. 脂肪酸类
D. 甾体类
E. 多糖类

49. 属于饱和脂肪酸的是
A. 棕榈油酸
B. 亚油酸
C. 棕榈酸
D. 二十二碳六烯酸
E. α－亚麻酸

50. 目前测定苷的分子量、分子式大多采用
A. Klyne 经验公式法
B. MS 法
C. IR 法
D. H－NMR 法
E. C－NMR 法

51. 不属于单糖的是
A. 木糖
B. 阿拉伯糖
C. 葡萄糖
D. 蔗糖
E. 鼠李糖

52. 超临界流体萃取法中最常用的物质是
A. CO_2
B. C_2H_6
C. C_7H_{16}
D. NH_3
E. C_2H_5OH

53. 依据分子大小进行混合物分离的方法是
A. 活性炭吸附色谱
B. 纸色谱
C. 凝胶过滤色谱
D. 离子交换色谱
E. 聚酰胺色谱

54. 反相分配色谱常用固定相是
A. 硅胶
B. 十八烷基硅烷
C. 氰基键合相
D. 氨基键合相
E. 纤维素

55. 醌类化合物的生物合成途径是
A. 乙酸－丙二酸途径
B. 甲戊二羟酸途径
C. 莽草酸途径
D. 氨基酸途径
E. 复合途径

56. 鱼腥草素属于
A. 香豆素
B. 有机酸
C. 脂肪族化合物
D. 倍半萜
E. 二萜

57. 提取挥发油最常用的方法是
A. 油脂吸收法
B. 水蒸气蒸馏法
C. 石油醚提取法
D. 煎煮法
E. 乙醇回流提取法

58. 可用于分离挥发油中萜烯类物质的试剂是
A. 溴化氢
B. 亚硫酸氢钠
C. 吉拉德试剂
D. 三氯化铁
E. 三氯化铝

59. 甾体皂苷的红外光谱中，在 980(A)、920(B)、900(C)、800(D) cm^{-1} 附近有 4 个特征吸收峰，螺甾烷醇型的特征是
A. A 吸收峰比 B 吸收峰强
B. B 吸收峰比 C 吸收峰强
C. C 吸收峰比 D 吸收峰强
D. D 吸收峰比 A 吸收峰强
E. C 吸收峰比 B 吸收峰强

60. 不属于甾体化合物的是
A. 强心苷
B. 甾体皂苷
C. 三萜皂苷
D. 胆汁酸
E. 蟾毒配基

二、B 型题（标准配伍题）

答题说明

以下提供若干组考题，每组考题共用在考题前列出的 A、B、C、D、E 五个备选答案。请从中选择一个与问题关系最密切的答案。某个备选答案可能被选择一次、多次或不被选择。

(61 ~ 62 题共用备选答案)
A. 甘草
B. 川乌
C. 芒硝
D. 京三棱
E. 藜芦

61. 不宜与半夏同用的中药是
62. 不宜与牙硝同用的中药是

(63～64 题共用备选答案)
A. 归心经
B. 归肝经
C. 归脾经
D. 归肺经
E. 归肾经
63. 朱砂能治疗心悸失眠,具有重镇安神之功,其归经是
64. 杏仁能治疗胸闷喘咳,具有止咳平喘之功,其归经是

(65～66 题共用备选答案)
A. 贝壳、甲壳、化石及多种矿物药
B. 芳香性药物
C. 某些粉末状药物及细小的植物种子药物
D. 较贵重的药物
E. 胶质的药物
65. 入汤剂宜先煎的药物是
66. 入汤剂宜布包煎的药物是

(67～68 题共用备选答案)
A. 柴胡、葛根、升麻
B. 薄荷、蝉蜕、牛蒡子
C. 羌活、防风、藁本
D. 白芷、苍耳子、辛夷
E. 桑叶、菊花、蔓荆子
67. 具有疏散风热透疹功效的药物是
68. 具有发散风热升阳功效的药物是

(69～70 题共用备选答案)
A. 鸦胆子、半边莲
B. 白花蛇舌草、山慈菇
C. 败酱草、红藤
D. 重楼、拳参
E. 鱼腥草、芦根
69. 治疗肠痈的药组是
70. 治疗肺痈的药组是

(71～72 题共用备选答案)
A. 川芎、延胡索
B. 乳香、没药
C. 益母草、牛膝
D. 水蛭、虻虫
E. 血竭、儿茶
71. 具有破血逐瘀功效的药组是
72. 具有活血止痛、消肿生肌功效的药组是

(73～74 题共用备选答案)
A. 既能燥湿化痰,又能降逆止呕
B. 既能燥湿化痰,又能祛风止痉
C. 既能燥湿化痰,又能解毒散结
D. 既能燥湿化痰,又能理气调中
E. 既能燥湿化痰,又能散结消肿
73. 半夏具有的功效是
74. 天南星具有的功效是

(75～76 题共用备选答案)
A. 朱砂
B. 首乌藤
C. 磁石
D. 龙骨
E. 琥珀
75. 有平肝潜阳、镇静安神功效的是
76. 有定惊安神、活血散瘀功效的是

(77～78 题共用备选答案)
A. 蝉蜕
B. 牛黄
C. 羚羊角
D. 全蝎
E. 僵蚕
77. 除息肝风外,又能化痰开窍的中药是
78. 除息肝风外,又能清热解毒的中药是

(79～80 题共用备选答案)
A. 麝香
B. 牛黄

C. 石菖蒲
D. 皂荚
E. 苏合香
79. 除开窍外,又能活血通经的中药是
80. 除开窍外,又能宁神益志的中药是

(81 ~82 题共用备选答案)
A. 安宫牛黄丸
B. 至宝丹
C. 牛黄清心丸
D. 苏合香丸
E. 行军散
81. 证见神昏谵语、身热烦躁、痰盛气粗、舌绛苔黄垢腻、脉滑数,宜用
82. 证见突然昏倒、牙关紧闭、不省人事、苔白脉迟,宜用

(83 ~84 题共用备选答案)
A. 祛风胜湿
B. 祛风活血止痛
C. 祛风清热,通经活络
D. 疏风止痛
E. 祛风化痰止痉
83. 羌活、白芷在川芎茶调散中的作用是
84. 秦艽在大秦艽汤中的作用是

(85 ~86 题共用备选答案)
A. 理中丸
B. 健脾丸
C. 四君子汤
D. 参苓白术散
E. 枳实消痞丸
85. 上述哪个方剂主治脾虚湿盛之泄泻
86. 上述哪个方剂主治脾虚食积之泄泻

(87 ~88 题共用备选答案)
A. 苦令蛔下
B. 散寒止痛
C. 温中止痛
D. 伏蛔温脏
E. 温脏散寒
87. 黄连与黄柏在乌梅丸中的作用是
88. 蜀椒与细辛在乌梅丸中的作用是

(89 ~90 题共用备选答案)
A. 醇苷
B. 酯苷
C. 酚苷
D. 氰苷
E. 吲哚苷
89. 黄酮苷大多属于
90. 苦杏仁苷属于

(91 ~92 题共用备选答案)
A. 浸渍法
B. 渗漉法
C. 煎煮法
D. 回流提取法
E. 连续回流提取法
91. 只能以水为提取溶剂的方法是
92. 提取效率高且有机溶剂用量少的方法是

(93 ~94 题共用备选答案)
A. 大黄素
B. 大黄酸
C. 茜草素
D. 大黄素葡萄糖苷
E. 番泻苷 A
93. 属于二蒽酮的是
94. 属于蒽醌苷的是

(95 ~96 题共用备选答案)
A. 其他香豆素
B. 线型呋喃香豆素
C. 角型呋喃香豆素
D. 线型吡喃香豆素
E. 角型吡喃香豆素
95. 香豆素 -7 - 羟基和 8 - 异戊烯基缩合形

成吡喃环,称为

96. 香豆素 -7 - 羟基和 6 - 异戊烯基缩合形成呋喃环,称为

(97 ~98 题共用备选答案)

A. 儿茶素
B. 芦丁
C. 橙皮苷
D. 黄芩苷
E. 矢车菊苷

97. 属于黄酮醇的是
98. 属于黄烷醇的是

(99 ~100 题共用备选答案)

A. 蒸馏法
B. 溶剂提取法
C. 吸收法
D. 压榨法
E. 二氧化碳超临界流体提取法

99. 提取效率高,且可防止挥发油氧化热解的方法是
100. 从含挥发油较多的鲜药材中提取挥发油,可用

一、A 型题(单句型最佳选择题)

答题说明

以下每一道考题下面有 A、B、C、D、E 五个备选答案。请从中选择一个最佳答案。

1. 不属于火邪致病特点的是
   A. 易于动血
   B. 耗伤阴津
   C. 易于生风
   D. 其性上炎
   E. 善行数变

2. 夏季易患暑病,冬季易患寒病,反映的是
   A. 辨证论治
   B. 同病异治
   C. 人体是一个有机整体
   D. 人与自然环境的统一性
   E. 人与社会环境的统一性

3. "邪之所凑,其气必虚",主要指的是
   A. 邪气是发病的重要条件
   B. 邪气伤人,必伤人体的正气
   C. 正气不足,邪气易于侵犯人体
   D. 正气不足,邪气亢盛
   E. 正气虚弱,邪气不足

4. 人体是一个有机整体,其中心是
   A. 经络
   B. 六腑
   C. 奇恒之腑
   D. 形体官窍
   E. 五脏

5. 口气酸臭者,属
   A. 口腔不洁
   B. 溃腐脓疡
   C. 食积胃肠
   D. 牙疳
   E. 龋齿

6. 病人突然昏倒,口吐白沫,目睛上视,四肢抽搐,移时苏醒,其病因是
   A. 肝阳化风上逆
   B. 痰火扰乱心神
   C. 痰浊蒙蔽心神
   D. 心胆气虚,心神失养
   E. 阴阳即将离决

7. 多种疾病,当出现气虚时,都可以采取补气的治疗方法,这是
   A. 辨症论治
   B. 同病异治
   C. 辨证而治
   D. 异病同治
   E. 辨病而治

8. "肝阳上亢"属于中医临床的
   A. 疾病
   B. 症状
   C. 体质
   D. 体征
   E. 证候

9. 根据阴阳学说,阴偏胜导致的证候是
   A. 实热证
   B. 实寒证
   C. 虚热证
   D. 虚寒证
   E. 阳亢证

10. 阴阳之间的何种关系失调会出现"阴胜则阳病,阳胜则阴病"
    A. 对立制约
    B. 互根互用

C. 相互转化
D. 消长平衡
E. 交感与互藏

11. 以下属按相克规律确定的治法是
A. 培土生金
B. 益火补土
C. 泻南补北
D. 滋水涵木
E. 金水相生

12. 人体是一个有机的整体,其生理病理的中心是
A. 精
B. 气血
C. 经络
D. 五脏
E. 六腑

13. 既属六腑,又属奇恒之腑的是
A. 脉
B. 脑
C. 髓
D. 女子胞
E. 胆

14. 能入脉化血和营养全身的是
A. 营气
B. 卫气
C. 脾气
D. 宗气
E. 谷气

15. 足三阳经的走向是
A. 从手走头
B. 从头走足
C. 从头走手
D. 从足走头
E. 从足走腹

16. 关于解表药主要药理作用,叙述错误的是
A. 发汗作用
B. 解热作用
C. 抗病原微生物作用
D. 抑制组织异常增生
E. 调节免疫作用

17. 关于麻黄药理作用,叙述错误的是
A. 兴奋中枢
B. 升高血压
C. 抗炎
D. 镇咳
E. 保肝

18. 温热药对寒证动物的影响是
A. 血清 TSH 含量降低
B. 肾上腺皮质激素合成和释放增多
C. 延长动情周期
D. 促黄体生成素释放减少
E. 基础体温降低

19. 长期给药可使中枢 NA 和 DA 含量增加的中药是
A. 附子
B. 黄连
C. 石膏
D. 知母
E. 黄芩

20. 抗菌和抗病毒作用比较显著的药物是
A. 理气药
B. 清热解毒药
C. 清虚热药
D. 清热凉血药
E. 补益药

21. 知母的药理作用是
A. 抗过敏
B. 镇痛

C. 升高血糖
D. 改善学习记忆能力
E. 增强免疫力

22. 大黄发挥止血作用的机理是
A. 促进血小板的解聚
B. 扩张局部血管
C. 降低抗凝血酶Ⅲ活性
D. 减少血小板数和纤维蛋白原含量
E. 增加毛细血管通透性

23. 有保肝利胆作用的泻下药是
A. 芒硝
B. 大黄
C. 番泻叶
D. 黄芩
E. 桔梗

24. 关于独活的现代应用,叙述错误的是
A. 治疗风湿性关节炎
B. 治疗坐骨神经痛
C. 治疗腰椎间盘突出症
D. 治疗慢性肝炎
E. 治疗慢性支气管炎

25. 具有中枢抑制和肌松作用的芳香化湿药是
A. 秦艽
B. 独活
C. 厚朴
D. 藿香
E. 人参

26. 具有中枢性肌松作用的有效成分是
A. 苍术酮及苍术素
B. 麻黄碱及伪麻黄碱
C. 厚朴酚及和厚朴酚
D. β-桉油醇及茅术醇
E. 广藿香酮及广藿香醇

27. 下列关于茯苓多糖对机体免疫功能影响的叙述,错误的是
A. 显著增强机体免疫功能
B. 提高非特异性免疫功能
C. 抑制机体特异性免疫功能
D. 增加免疫器官胸腺、脾脏、淋巴结的重量
E. 增强正常小鼠腹腔巨噬细胞的吞噬功能

28. 与茵陈清湿热、退黄疸功效相关的药理作用中,不正确的是
A. 保肝
B. 抗肿瘤
C. 利胆
D. 解热,抗炎
E. 降血脂

29. 附子升高血压的有效成分是
A. 栀子苷
B. 去甲乌药碱
C. 附子多糖
D. 去甲猪毛菜碱
E. 麻黄碱

30. 能够促进造血功能的药物是
A. 白及
B. 三七
C. 蒲黄
D. 水蛭
E. 红花

31. 下列关于香附的药理作用,叙述错误的是
A. 松弛平滑肌
B. 祛痰
C. 利胆
D. 镇痛抗炎
E. 抑制子宫

32. 下列关于山楂助消化药理作用的叙述,不正确的是

A. 增加胃液酸度
B. 提高胃蛋白酶活性
C. 促进胰酶分泌
D. 调节胃肠运动
E. 促进胃液的分泌

33. 对胃黏膜有明显保护作用的药物是
A. 白及
B. 三七
C. 蒲黄
D. 红花
E. 水蛭

34. 含有消旋四氢巴马汀的药物是
A. 益母草
B. 丹参
C. 莪术
D. 红花
E. 延胡索

35. 桔梗的现代应用是治疗
A. 扁桃体炎
B. 脑震荡头痛
C. 脑中风
D. 心力衰竭
E. 过敏性皮炎

36. 下列不属于安神药药理作用的是
A. 镇静
B. 催眠
C. 抗惊厥
D. 麻醉
E. 减少动物的自发活动

37. 地龙的药理作用是
A. 升高血压
B. 兴奋中枢
C. 镇咳
D. 解热
E. 抗心律失常

38. 下列关于冰片对中枢神经系统的作用，错误的是
A. 提高耐缺氧能力
B. 镇静
C. 镇痛
D. 抗炎
E. 影响血脑屏障通透性

39. 对免疫功能具有双向调节作用的药物是
A. 人参
B. 党参
C. 黄芪
D. 白术
E. 当归

40. 与收涩药“收敛”功效有关的成分是
A. 鞣质
B. 蛋白质
C. 生物碱
D. 苷类
E. 挥发油

41. 三七扩血管降血压作用的机制可能是
A. 促进 Na^{+} 内流
B. 阻滞 Ca^{2+} 内流
C. 激动 β 受体
D. 阻滞 α 受体
E. 阻滞 Cl^{-} 内流

42. 在药品包装上或说明书中印有“请仔细阅读药品使用说明书并按说明书使用或在药师指导下购买和使用”的是
A. 现代药
B. 传统药
C. 处方药
D. 非处方药
E. 国家基本药物

43. 药事管理学发展的新趋势是
   A. 商业药学
   B. 药品质量的监督管理
   C. 对药品生产企业的管理
   D. 对药品经营企业的管理
   E. 以人为核心,以药品为物质对象开展全面的药学服务

44. 下列属于三级国家重点保护野生物种的是
   A. 马鹿茸
   B. 哈士蟆油
   C. 山茱萸
   D. 甘草
   E. 梅花鹿茸

45. 国家对多少种中药材实行进口审批管理,取得“进口药材批件”后,方可进口
   A. 13
   B. 15
   C. 20
   D. 30
   E. 35

46. 通过铁路运输麻醉药品和第一类精神药品的,应当
   A. 进行托运
   B. 使用集装箱或者铁路行李车运输
   C. 由专人负责押运
   D. 随其他货物一起运输
   E. 由武警负责押运

47. 按照《处方药与非处方药流通管理暂行规定》,社会药店、医疗机构药房零售甲类非处方药的必要条件之一是配备
   A. 药士以上职称人员
   B. 执业药师
   C. 主管药师以上职称人员
   D. 用药咨询人员
   E. 专职采购人员

48.《处方药与非处方药分类管理办法(试行)》规定,非处方药分为甲、乙两类的依据是
   A. 药品的适用性
   B. 药品的稳定性
   C. 药品的可靠性
   D. 药品的安全性
   E. 药品的有效性

49. 遴选非处方药的原则是
   A. 应用安全,不易变质
   B. 疗效确切,药到病除
   C. 质量符合药典要求
   D. 应用安全,疗效确切,质量稳定,使用方便
   E. 使用方便,便于运输、储存和养护

50. 药品不良反应报告和监测是指
   A. 药品不良反应的发现的过程
   B. 药品不良反应的发现、报告的过程
   C. 药品不良反应的报告和控制的过程
   D. 药品不良反应的发现、报告、评价和控制的过程
   E. 药品不良反应的评价和控制的过程

51. 对于处在新药监测期内的药品,向省级药品不良反应监测中心汇总报告的周期为
   A. 每季度汇总报告一次
   B. 每半年汇总报告一次
   C. 每年汇总报告一次
   D. 每三年汇总报告一次
   E. 每五年汇总报告一次

52. 国务院颁布施行的第一部专门的中医药管理的行政法规是
   A.《药品管理法》
   B.《中医药条例》
   C.《中药保护条例》
   D.《野生药材保护条例》

E.《处方管理办法》

53. 知识产权的特征是
A. 专业性、无形财产性、时间性
B. 专业性、地域性、时间性、无形财产性
C. 地域性、时间性、无形财产性
D. 专有性、时间性、地域性、无形性
E. 专业性、地域性、多样性、时间性

54.《医疗用毒性药品管理办法》规定,医疗单位调配毒性药品,每次处方剂量不得超过
A. 2 日剂量
B. 3 日剂量
C. 2 日极量
D. 3 日极量
E. 4 日剂量

55. 根据《关于建立国家基本药物制度的实施意见》,政府举办的基层医疗卫生机构应当
A. 按 30% 选择配备和使用国家基本药物
B. 按 50% 选择配备和使用国家基本药物
C. 按 100% 选择配备和使用国家基本药物
D. 首选基本药物并达到一定使用比例
E. 按 80% 选择配备和使用国家基本药物

56. 每张处方开具的药品不得超过
A. 1 种
B. 2 种
C. 3 种
D. 4 种
E. 5 种

57. 按照《药品注册管理办法》的规定,下列说法错误的是
A. 申请新药注册,应当进行临床试验
B. 临床试验分为Ⅰ、Ⅱ、Ⅲ、Ⅳ期
C. Ⅰ期临床试验是初步的临床药理学及人体安全性评价试验,观察人体对于新药的耐受程度和药代动力学,为制定给药方案提供依据
D. Ⅱ期临床试验是进一步验证药物对目标适应证患者的治疗作用和安全性,评价利益与风险关系,最终为药物注册申请的审查提供充分的依据
E. Ⅳ期临床试验是考察在广泛使用条件下的药物的疗效和不良反应,评价在普通或者特殊人群中使用的利益与风险关系以及改进给药剂量等

58. 下列可不按新药申请程序申报的药品注册申请是
A. 新药申请
B. 已上市药品由普通片剂改为缓释片剂的申请
C. 注射剂仿制药申请
D. 已上市药品增加新的适应证的申请
E. 生物制品仿制药申请

59. 如果药品内标签包装尺寸过小,可以不标注的内容是
A. 通用名称
B. 规格
C. 产品批号
D. 有效期
E. 适应证

60. 中药处方的调配程序为
A. 计价收费→审方→调配→复核→发药
B. 审方→调配→计价收费→复核→发药
C. 审方→计价收费→调配→复核→发药
D. 审方→复核→计价收费→调配→发药
E. 审方→调配→复核→计价收费→发药

二、B 型题（标准配伍题）

答题说明

以下提供若干组考题，每组考题共用在考题前列出的 A、B、C、D、E 五个备选答案。请从中选择一个与问题关系最密切的答案。某个备选答案可能被选择一次、多次或不被选择。

（61 ~ 62 题共用备选答案）
A. 辨证论治
B. 正治
C. 同病异治
D. 异病同治
E. 反治

61. 同一疾病，用不同的治法和方药来治疗，属于
62. 不同的疾病，用大致相同的治法和方药来治疗，属于

（63 ~ 64 题共用备选答案）
A. 心
B. 肺
C. 脾
D. 肝
E. 肾

63. 被称为“阳中之阳”的脏是
64. 被称为“阴中之阳”的脏是

（65 ~ 66 题共用备选答案）
A. 阴阳对立
B. 阴阳互根
C. 阴阳消长
D. 阴阳转化
E. 阴阳平衡

65. “孤阴不生，独阳不长”的理论根据是
66. “寒极生热，热极生寒”的理论根据是

（67 ~ 68 题共用备选答案）
A. 目
B. 舌
C. 口
D. 鼻
E. 耳

67. 属于“水”的是
68. 属于“土”的是

（69 ~ 70 题共用备选答案）
A. 喜
B. 怒
C. 思
D. 悲
E. 恐

69. 与脾相关联的情志是
70. 与肾相关联的情志是

（71 ~ 72 题共用备选答案）
A. 脾
B. 肾
C. 胃
D. 肺
E. 三焦

71. 气之本指的是
72. 水谷之海指的是

（73 ~ 74 题共用备选答案）
A. 气能生血
B. 气能行血
C. 气能摄血
D. 血能载气
E. 血能养气

73. 临床治疗血虚病证时常配合补气药，原因是
74. 临床治疗血行失常病证时配合补气、行气和降气等药物，原因是

(75~76题共用备选答案)
A. 气能生血
B. 津血同源
C. 气能行血
D. 气能行津
E. 津能载气

75. 对于血虚患者的治疗,常在补血的同时补气,其理论根据是
76. "吐下之余,定无完气",其理论根据是

(77~78题共用备选答案)
A. 督脉
B. 任脉
C. 带脉
D. 阴维脉
E. 阳维脉

77. 从会阴向前再向上,分布于腹、胸正中线的是
78. 从会阴向后再向上,沿脊柱上行,到达巅顶的是

(79~80题共用备选答案)
A. 从脏走手
B. 从手走头
C. 从头走足
D. 从足走腹
E. 从腹走胸

79. 足太阳膀胱经的走向是
80. 手厥阴心包经的走向是

(81~82题共用备选答案)
A. 风邪
B. 寒邪
C. 暑邪
D. 湿邪
E. 燥邪

81. 六淫致病易伤阳气、凝滞收引的是
82. 六淫致病易伤阳气、阻遏气机的是

(83~84题共用备选答案)
A. 体强
B. 体弱
C. 体胖
D. 体瘦
E. 体轻

83. 表现为筋骨不坚、胸廓狭窄、肌肉瘦削、皮肤不荣、疲惫乏力者为
84. 表现为筋骨强健、胸廓宽厚、肌肉丰满、皮肤润泽、精力充沛者为

(85~86题共用备选答案)
A. 得神
B. 少神
C. 假神
D. 无神
E. 神乱

85. 神识清楚、思维敏捷、言语清晰、目光明亮灵活、精彩内含、面色荣润含蓄、表情自然、体态自如、动作灵活、反应灵敏者,称为
86. 在疾病过程中,患者出现精神萎靡、神识蒙胧、昏昏欲睡、声低气怯、应答迟缓、目暗睛迷、瞳神呆滞、面色晦暗暴露、表情淡漠呆板、体态异常者,称为

(87~88题共用备选答案)
A. 腰膝酸冷,畏寒肢冷,身体浮肿
B. 腰酸耳鸣,夜尿频多,小便失禁
C. 疲乏嗜睡,脘痞纳呆,肢体浮肿
D. 久泄久痢,完谷不化,形寒舌淡
E. 腰膝酸冷,阳痿不举,性欲减退

87. 脾肾阳虚,运化失职的表现是
88. 肾气亏虚,固摄失权的表现是

(89~90题共用备选答案)
A. 枳实
B. 枳壳
C. 香附
D. 白及

E. 陈皮

89. 具有子宫抑制作用的药物是

90. 具有祛痰作用的药物是

(91～92 题共用备选答案)

A. 山楂

B. 芒硝

C. 大黄

D. 莱菔子

E. 麦芽

91. 具有降压作用的消食药是

92. 具有调节脂质代谢的消食药是

(93～94 题共用备选答案)

A. 三七

B. 白及

C. 蒲黄

D. 青皮

E. 香附

93. 具有促进造血功能作用的药物是

94. 具有胃黏膜保护作用的药物是

(95～96 题共用备选答案)

A. 垄断性

B. 独占性

C. 地域性

D. 时间性

E. 永久性

95. 任何一个国家或地区所授予的知识产权，仅在该国或该地区的范围内受到保护，而在其他国家或地区不发生法律效力。该规定反映了知识产权的

96. 知识产权的法定保护期限反映了知识产权的

(97～98 题共用备选答案)

A. 静脉输液

B. 麻醉药品

C. 精神药品

D. 医药用毒性药品

E. 放射性药品

97. 碘化钠属于

98. 红粉属于

(99～100 题共用备选答案)

A. 蒲黄

B. 鹿角胶

C. 钩藤

D. 沉香

E. 鱼腥草

99. 需要冲服的药物是

100. 需要烊化的药物是

一、A 型题(单句型最佳选择题)

答题说明

以下每一道考题下面有 A、B、C、D、E 五个备选答案。请从中选择一个最佳答案。

1. 欲清热除烦时,脾胃较虚弱者可选用
A. 栀子
B. 炒栀子
C. 焦栀子
D. 栀子炭
E. 麸炒栀子

2. 醋炙延胡索的炮制目的为
A. 降低毒性
B. 增强药效
C. 缓和药性
D. 改变作用部位
E. 改变作用趋向

3. 炒炭后,挥发油中检出新成分,并具有止血作用的药物是
A. 大黄
B. 竹茹
C. 荆芥
D. 槐花
E. 泽泻

4. 酒蒸后可减少副作用的药物是
A. 肉苁蓉
B. 女贞子
C. 黄精
D. 五味子
E. 地黄

5. 符合“相资为制”的炮制方法是
A. 黄连吴茱萸制
B. 知母盐炙
C. 半夏姜制
D. 川乌甘草制
E. 苍术麸炒

6. 符合“相畏为制”的炮制方法是
A. 大黄酒炙
B. 黄连酒炙
C. 黄连吴茱萸制
D. 半夏姜制
E. 苍耳子砂炒

7. 通过炮制改变药物的作用趋势的是
A. 姜厚朴
B. 炒栀子
C. 醋五味子
D. 盐补骨脂
E. 炒莱菔子

8. 斑蝥素的升华点是
A. 84℃
B. 90℃
C. 110℃
D. 128℃
E. 150℃

9. 常用盐炙的药材是
A. 川芎
B. 香附
C. 杜仲
D. 何首乌
E. 厚朴

10. 不可以作为液体辅料的是
A. 黑豆
B. 甘草
C. 生姜

D. 豆腐
E. 蜂蜜

11. 不属于固体辅料的是
A. 干姜
B. 稻米
C. 麦麸
D. 灶心土
E. 豆腐

12. 需要除去残根的药材是
A. 黄连
B. 丹参
C. 厚朴
D. 枇杷叶
E. 金樱子

13.《中国药典》规定,制川乌含酯型生物碱以乌头碱计,不得高于
A. 0.015%
B. 0.025%
C. 0.05%
D. 0.15%
E. 0.10%

14. 容易泛油的药物是
A. 天冬
B. 白芍
C. 薄荷
D. 细辛
E. 厚朴

15. 一般炮制品的含水量宜控制在
A. 2% ~5%
B. 7% ~13%
C. 15%
D. 25%以下
E. 18% ~20%

16. 不属于土炒作用的是
A. 增强温中和胃功效
B. 降低药物刺激性
C. 防止药物腐烂
D. 增强药物止呕作用
E. 增强药物止泻作用

17. 用豆腐煮制的药材是
A. 阿胶
B. 马钱子
C. 黄芪
D. 藤黄
E. 山药

18. 一般药物的干燥温度不超过
A. 40℃
B. 50℃
C. 60℃
D. 80℃
E. 100℃

19. 宜切薄片的药物是
A. 白芍
B. 大黄
C. 黄芪
D. 麻黄
E. 荷叶

20. 文火炒至大部分爆成白花的药物是
A. 莱菔子
B. 王不留行
C. 白术
D. 牵牛子
E. 葶苈子

21. 麦芽发芽时,浸渍度含水量应控制在
A. 22% ~25%
B. 32% ~35%
C. 52% ~55%

D. 42% ~45%

E. 62% ~65%

22. 活血散瘀、祛风通络药物常采用的炮制方法是

A. 醋炙

B. 酒炙

C. 盐炙

D. 蜜炙

E. 姜炙

23. 白芍水处理软化程度的检查方法是

A. 弯曲法

B. 指掐法

C. 穿刺法

D. 手捏法

E. 口尝法

24. 含油室的中药有

A. 人参

B. 木香

C. 柴胡

D. 党参

E. 石菖蒲

25. 采用渗析制霜的饮片是

A. 巴豆霜

B. 千金子霜

C. 西瓜霜

D. 柏子仁霜

E. 瓜蒌子霜

26. 有两种腺毛和两种非腺毛的药材是

A. 西红花

B. 红花

C. 槐米

D. 旋覆花

E. 金银花

27. 属于种子类药材的是

A. 女贞子

B. 枸杞子

C. 五味子

D. 金樱子

E. 马钱子

28. 益母草的主要成分为

A. 生物碱

B. 黄酮类

C. 皂苷

D. 内酯

E. 挥发油

29. 药材产地加工需要“发汗”的是

A. 灵芝

B. 猪苓

C. 冬虫夏草

D. 马勃

E. 茯苓

30. 双子叶植物维管束多为

A. 有限外韧型

B. 无限外韧型

C. 周韧型

D. 双韧型

E. 周木型

31. 附子的来源是

A. 毛茛科植物乌头子根的加工品

B. 毛茛科植物北乌头侧根的加工品

C. 毛茛科植物乌头的子根

D. 毛茛科植物川乌的子根

E. 毛茛科植物草乌的主根

32. 单子叶植物根及根茎断面有一圈环纹,这环纹是

A. 形成层

B. 木质部

C. 石细胞层
D. 内皮层
E. 纤维群

33. 木香的主产地是
A. 云南
B. 浙江
C. 山西
D. 江西
E. 广西

34. 绵马贯众药材有驱虫与抗肿瘤作用的化学成分是
A. 生物碱类化合物
B. 间苯三酚类化合物
C. 三萜类化合物
D. 内酯类化合物
E. 蒽醌类化合物

35. 含浆汁、淀粉或糖分多的药材,其产地加工常用方法是
A. 切片、晒干
B. 蒸、煮、烫后晒干
C. 熏硫后晒干
D. “发汗”后晒干
E. 阴干

36. 原植物是密花豆的药材是
A. 苏木
B. 川木通
C. 大血藤
D. 通草
E. 鸡血藤

37. 沉香药材火试的现象是
A. 有浓烟及香气,并有爆鸣声
B. 有浓烟及强烈香气,并有油状物渗出
C. 有蒜臭气,并有火焰
D. 有浓烟,并有火光
E. 燃烧时气浓香,并有油状物渗出及火光

38. 非茯苓性状特征的是
A. 呈类球形、椭圆形或不规则块状
B. 外皮棕褐色至黑褐色,粗糙,有明显皱纹
C. 体轻,能浮于水面
D. 无臭,味淡,嚼之粘牙
E. 断面内部白色,少数淡红色

39. 药用部位是豆科植物的小叶,其基部不对称的是
A. 枇杷叶
B. 侧柏叶
C. 大青叶
D. 桑叶
E. 番泻叶

40. 红花药材组织中的分泌组织是
A. 树脂道
B. 管道状分泌细胞
C. 油室
D. 分泌腔
E. 乳汁管

41. 药材浸入水中,水被染成黄色,先端呈喇叭状,内侧有一短缝的是
A. 西红花
B. 红花
C. 金银花
D. 洋金花
E. 款冬花

42. 镜检可见花粉粒极面观呈三角形,有 3 副合沟,该药材是
A. 金银花
B. 红花
C. 丁香
D. 洋金花
E. 西红花

43. 内胚乳细胞含糊粉粒,糊粉粒中有拟晶体的药材是
A. 补骨脂
B. 小茴香
C. 砂仁
D. 草豆蔻
E. 槟榔

44. 穿心莲药材来源于
A. 马鞭草科
B. 唇形科
C. 爵床科
D. 豆科
E. 十字花科

45. 非冬虫夏草药材的性状特征是
A. 虫体黄色
B. 虫体环纹有 20 余条
C. 子座侧生,多分枝
D. 虫体质脆,易折断,断面略平坦,黄白色
E. 腹面有足 8 对

46. 以菌核入药的药材是
A. 猪苓
B. 灵芝
C. 银耳
D. 冬虫夏草
E. 马勃

47. 药材所含的树脂属于酯树脂类的是
A. 乳香
B. 血竭
C. 阿魏
D. 没药
E. 松香

48. 关于没药药材的叙述,不正确的是
A. 主产于非洲东北部、阿拉伯半岛
B. 橄榄科植物没药树及同属其他植物树干皮部渗出的树脂
C. 不规则的颗粒状或结成团块状,气香而特异
D. 表面黑褐色或黄褐色,与水共研,可形成黄棕色乳状液
E. 质坚脆,破碎面呈颗粒状

49. 海金沙火试时
A. 有黄色烟雾,气香浓烈
B. 易燃烧,发生爆鸣声且有明亮火焰
C. 不燃烧
D. 有黑色烟雾
E. 冒黑烟并有油状物渗出

50. 五倍子药材的主要化学成分是
A. 五倍子鞣质
B. 没食子酸
C. 生物碱
D. 树脂
E. 蜡质

51. 麝香仁粉末用水合氯醛装片,显微观察,可见
A. 散有簇晶,并可见圆形油滴及石细胞
B. 散有方形、柱形或不规则的晶体,并可见圆形油滴
C. 散有针晶、纤维,并可见圆形油室
D. 散有方形、柱形或不规则的晶体,有油管
E. 散在小形簇晶或不规则的晶体,有乳管、石细胞

52. 药材斑蝥的来源是
A. 斑蝥科动物斑蝥及小斑蝥的干燥虫体
B. 芫菁科动物斑蝥及小斑蝥的干燥虫体
C. 斑蝥科动物南方大斑蝥及黄黑小斑蝥的干燥体
D. 芫菁科动物南方大斑蝥及黄黑小斑蝥的干燥体
E. 斑蝥科动物斑蝥及小斑蝥的雌虫干燥体

53. 属于化石的药材是
A. 龙骨
B. 赤石脂
C. 玛瑙
D. 琥珀
E. 煤珀

54. 朱砂药材的主要成分是
A. 硫酸钙
B. 硫酸镁
C. 硫化汞
D. 硫化铁
E. 硫化亚铁

55. 没药粉末遇硝酸呈
A. 粉红色
B. 紫色
C. 红棕色
D. 黑色
E. 污绿色

56. 下列不是青黛药材特征的是
A. 粉末深蓝色
B. 多孔性疏松团块
C. 质轻,易飞扬
D. 置水中,水液呈蓝色
E. 火烧产生紫红色烟雾

57. 鹿茸来源于鹿科动物梅花鹿或马鹿的
A. 已骨化的角
B. 雌鹿未骨化、密生茸毛的幼角
C. 雄鹿未骨化、密生茸毛的幼角
D. 未角化的角
E. 雌、雄鹿的幼角

58. 生地黄药材的主产地是
A. 山东
B. 山西
C. 河南
D. 江苏
E. 四川

59. 下列不是葛根药材性状特征的是
A. 横切面类白色
B. 外皮淡棕色
C. 外皮光滑
D. 味微甜
E. 断面纤维性强

60. “怀中抱月”这一术语的含义是
A. 川贝母中青贝外层两鳞叶大小相近,相对抱合的形态
B. 川贝母中松贝外层两鳞片大小悬殊,大瓣紧抱小瓣的形态
C. 浙贝母中大贝鳞叶一面凹入,一面凸出,呈新月状的形态
D. 川贝母中炉贝外面两鳞叶大小相近,顶端瘦尖的形态
E. 浙贝母中珠贝外层两鳞叶略呈肾形,互相对合,其内有2~3枚小鳞叶

二、B型题(标准配伍题)

答题说明

以下提供若干组考题,每组考题共用在考题前列出的A、B、C、D、E五个备选答案。请从中选择一个与问题关系最密切的答案。某个备选答案可能被选择一次、多次或不被选择。

(61~62题共用备选答案)
A. 甘草蜜炙
B. 莱菔子炒制
C. 黄柏去栓皮
D. 香附醋炙
E. 阿胶蛤粉炒

61. 属于洁净药材的是
62. 属于便于调剂制剂、降低滋腻之性的是

(63 ~ 64 题共用备选答案)
A. 水飞
B. 米炒
C. 醋炙
D. 去油制霜
E. 砂炒
63. 千金子降毒的炮制方法为
64. 斑蝥减毒的炮制方法为

(65 ~ 66 题共用备选答案)
A. 白术
B. 阿胶
C. 水蛭
D. 苍术
E. 狗脊
65. 常用砂炒的药物是
66. 常用滑石粉炒的药物是

(67 ~ 68 题共用备选答案)
A. 甘草汁
B. 黑豆汁
C. 米泔水
D. 胆汁
E. 生姜汁
67. 制何首乌的辅料是
68. 制远志的辅料是

(69 ~ 70 题共用备选答案)
A. 色泽
B. 水分
C. 灰分
D. 显色反应
E. 有害物质限度
69. 药材炮制过程中常用于控制“火候”的指标是
70. 饮片质量控制中的理化鉴别是

(71 ~ 72 题共用备选答案)
A. 去根
B. 去茎
C. 去核
D. 去毛
E. 去心
71. 净制香附的方法是
72. 净制诃子的方法是

(73 ~ 74 题共用备选答案)
A. 制绒
B. 碾捣
C. 青黛拌衣
D. 揉搓
E. 朱砂拌衣
73. 茯苓药材的加工方法是
74. 矿物类药材的加工方法是

(75 ~ 76 题共用备选答案)
A. 极薄片
B. 薄片
C. 厚片
D. 段
E. 丁
75. 水牛角切制规格是
76. 阿胶切制规格是

(77 ~ 78 题共用备选答案)
A. 文火
B. 中火
C. 武火
D. 先文火后武火
E. 先武火后文火
77. 蒲黄炒炭多用
78. 苍耳子炒黄多用

(79 ~ 80 题共用备选答案)
A. 降低药物滋腻之性
B. 增强健脾止泻作用

C. 降低毒性
D. 消除副作用
E. 便于去毛

79. 斑蝥米炒的作用是
80. 党参米炒的作用是

(81~82 题共用备选答案)
A. 大理石样花纹
B. 朱砂点
C. 云锦花纹
D. 罗盘纹
E. 星点

81. 大黄药材(根茎)断面可见
82. 苍术药材断面可见

(83~84 题共用备选答案)
A. 浙贝母
B. 天冬
C. 麦冬
D. 知母
E. 黄精

83. 长条状,略扁,一端有金包头,味微甜略苦,带黏性的药材是
84. 呈长纺锤形,长 1.5~3cm,对光透视有一条不透明的木心,味甜微苦的药材是

(85~86 题共用备选答案)
A. 当归
B. 独活
C. 绵马贯众
D. 狗脊
E. 白术

85. 有浓郁香气,味甜辛微苦的药材是
86. 气清香,味甜微辛,嚼之略带黏性的药材是

(87~88 题共用备选答案)
A. 多分枝,聚成簇,形如鸡爪
B. 多单枝,较细小,弯曲
C. 多单枝,较粗壮,“过桥”短
D. 长圆柱形,外皮易脱落,断面角质样
E. 多单枝,较细小,断面有云锦花纹

87. 云连药材的性状特征是
88. 味连药材的性状特征是

(89~90 题共用备选答案)
A. 麻黄
B. 穿心莲
C. 广藿香
D. 细辛
E. 金钱草

89. 髓部薄壁细胞含棕红色块状物的药材是
90. 皮层薄壁细胞间隙中有间隙腺毛的药材是

(91~92 题共用备选答案)
A. 广东、广西、台湾
B. 陕西、云南
C. 四川、青海、西藏
D. 安徽、云南、湖北
E. 吉林、辽宁、黑龙江

91. 冬虫夏草主产于
92. 茯苓主产于

(93~94 题共用备选答案)
A. 无臭,无味
B. 微有特异臭气,火烧时有强烈蒜臭气
C. 无臭,味微涩
D. 无臭,味苦、咸
E. 无臭,味甘

93. 朱砂药材的气味是
94. 芒硝药材的气味是

(95~96 题共用备选答案)
A. 大挺
B. 二杠
C. 单门
D. 莲花
E. 三岔

95. 花鹿茸中具 2 个侧枝者习称

96. 马鹿茸中具 2 个侧枝者习称

(97 ~ 98 题共用备选答案)
A. 少见,圆球形,外壁近光滑
B. 表面有似网状雕纹,单萌发孔
C. 外壁有短刺及雕纹,萌发孔 2 个
D. 外壁有细刺状突起,萌发孔 3 个
E. 极面观略呈三角形,赤道面观呈双凸镜形

97. 金银花花粉粒的显微特征是
98. 丁香花粉粒的显微特征是

(99 ~ 100 题共用备选答案)
A. 木兰科的干燥成熟果实
B. 蔷薇科的干燥近成熟果实
C. 蔷薇科的干燥成熟果实
D. 豆科的干燥成熟果实
E. 木兰科的干燥成熟种子

99. 补骨脂来源于
100. 五味子来源于

一、A 型题（单句型最佳选择题）

答题说明

以下每一道考题下面有 A、B、C、D、E 五个备选答案。请从中选择一个最佳答案。

1. 下列剂型属于黏膜给药的是
   A. 分散片
   B. 涂膜剂
   C. 胶囊剂
   D. 合剂
   E. 滴眼剂

2. 下述丸剂包衣材料中不属于药物衣的是
   A. 黄柏衣
   B. 滑石衣
   C. 青黛衣
   D. 明胶衣
   E. 朱砂衣

3. 颗粒剂对于粒度的要求为不能通过一号筛与能通过五号筛的总和不得超过供试量的
   A. 5%
   B. 10%
   C. 15%
   D. 20%
   E. 25%

4. 在片剂中,淀粉常作为
   A. 润滑剂
   B. 湿润剂
   C. 助流剂
   D. 稀释剂
   E. 干燥黏合剂

5. 关于气雾剂论述错误的是
   A. 气雾剂由药物与附加剂、抛射剂、耐压容器和阀门系统 4 部分组成
   B. 使用时借助抛射剂的压力将内容物呈细雾状喷出
   C. 有溶液型、乳剂型和混悬型气雾剂
   D. 给药剂量不易控制
   E. 抛射剂是气雾剂喷射药物的动力

6. 膜剂最常用的成膜材料是
   A. 琼脂
   B. 纤维素
   C. 明胶
   D. 聚乙烯醇
   E. 白及胶

7. 滴丸所采用的药物制剂新技术属于
   A. 包合技术
   B. 微型包囊技术
   C. 固体分散技术
   D. 凝聚技术
   E. 溶剂－熔融技术

8. 聚乙烯醇在滴眼液中的作用主要为
   A. pH 调节剂
   B. 金属螯合剂
   C. 黏度调节剂
   D. 抗氧剂
   E. 渗透压调节剂

9. 为防止注射液中药物氧化,可采取的方法是
   A. 加入聚山梨酯 80
   B. 加入盐酸普鲁卡因
   C. 加入硫酸钠
   D. 通入纯净空气
   E. 通入惰性气体

10. 焦亚硫酸钠在注射剂中可作为
   A. pH 调节剂

B. 抗氧剂
C. 增溶剂
D. 减轻疼痛的附加剂
E. 渗透压调节剂

11. 下列对注射用油质量的论述,正确的是
A. 碘价越高越好
B. 皂化值越高越好
C. 酸值越低越好
D. 熔点越低越好
E. 密度越低越好

12. 中药注射剂所用安瓿的处理工艺为
A. 圆口→切割→灌水蒸煮→洗涤→干燥→灭菌
B. 灌水蒸煮→切割→洗涤→圆口→灭菌
C. 切割→圆口→灌水蒸煮→洗涤→干燥→灭菌
D. 洗涤→切割→圆口→灌水蒸煮→干燥
E. 切割→圆口→干燥→洗涤→灭菌

13. 眼用溶液中的附加剂不包括
A. 调整 pH 的附加剂
B. 调整渗透压的附加剂
C. 助悬剂
D. 调整黏度的附加剂
E. 着色剂

14. 软膏中油脂性基质选用的灭菌方法最好是
A. 湿热灭菌法
B. 过滤除菌法
C. 干热空气灭菌法
D. 火焰灭菌法
E. 紫外线灭菌法

15. 硅油作为油脂性软膏基质,其特点不包括
A. 润滑、易涂布
B. 吸水量大
C. 不污染衣物
D. 对皮肤无刺激性
E. 疏水性强

16. 下列哪项不是聚乙二醇作为水溶性软膏基质的优点
A. 容易涂展
B. 释药速度快
C. 吸湿性强,可吸收分泌液
D. 对皮肤无刺激性
E. 化学性质稳定

17. 下列关于肛门栓剂,叙述正确的是
A. 需要进行溶散时限检查
B. 能发挥局部与全身治疗作用
C. 栓剂不能加入表面活性剂、稀释剂、吸收剂等
D. 栓剂为半固体剂型
E. 可以使全部药物避免肝脏首过效应

18. 水溶性基质栓剂的制备多采用
A. 搓捏法
B. 冷压法
C. 热熔法
D. 融合法
E. 溶剂法

19. 下列属于胶剂的是
A. 白及胶
B. 阿拉伯胶
C. 虫胶
D. 明胶
E. 黄明胶

20. 下列侧重于滋阴的胶剂是
A. 阿胶
B. 豹骨胶
C. 鹿角胶
D. 龟甲胶
E. 黄明胶

21. 二氧化钛在软胶囊囊材中的作用是
A. 黏合
B. 增塑
C. 增加胶的凝结力
D. 遮光剂
E. 防腐

22. 1 号胶囊的容积为
A. 1.42mL
B. 0.95mL
C. 0.67mL
D. 0.48mL
E. 0.37mL

23. 固体药物在滴丸基质中的分散状态不包括
A. 形成固态溶液
B. 形成固体溶液
C. 形成微细结晶
D. 形成亚稳定型结晶
E. 形成无定型状态

24. 下列药物不适合以其药汁制备水丸的是
A. 丝瓜络
B. 三七
C. 生姜
D. 乳香
E. 自然铜

25. 采用塑制法制备蜜丸时,药粉与炼蜜的比例通常是
A. 1:0.5 ~ 1:1
B. 1:1 ~ 1:1.5
C. 1:2 ~ 1:3
D. 1:3 ~ 1:4
E. 1:4 ~ 1:5

26. 塑制法制备蜜丸中,对于丸条的要求不包括
A. 粗细均匀一致
B. 表面光滑
C. 内部充实
D. 内部无空隙
E. 长短一致

27. 制备糊丸时,药粉与糊粉的比例是
A. 1:1
B. 2:1
C. 3:1
D. 4:1
E. 5:1

28. 颗粒剂的优点不包括
A. 吸收较快,作用迅速
B. 制备工艺适于工业生产,产品质量较稳定
C. 剂量较小,携带、贮藏、运输较方便
D. 可达到缓释的目的
E. 具有良好的吸湿性,易吸水结块

29. 整粒时,为筛除大颗粒应选用的药筛规格是
A. 10 ~ 12 目
B. 12 ~ 14 目
C. 14 ~ 16 目
D. 16 ~ 18 目
E. 20 目

30. 采用湿制颗粒制备中药片剂,压片前的颗粒含水量一般为
A. 1% ~ 3%
B. 3% ~ 5%
C. 5% ~ 7%
D. 8% ~ 9%
E. 10% ~ 13%

31. 下列不属于妊娠慎用药的是
A. 红花
B. 附子

C. 穿山甲
D. 巴豆
E. 桃仁

32. 中药处方中,直接写药物的正名或炒制时,付盐炙品的是
A. 冬瓜子
B. 百合
C. 杜仲
D. 乳香
E. 刺猬皮

33. 下列药物不需后下的是
A. 薄荷
B. 豆蔻
C. 降香
D. 地黄
E. 鱼腥草

34. 不属于标准处方的是
A. 经方
B. 草药方
C. 时方
D. 协定处方
E. 医师处方

35. 临床上不合理用药的主要表现,不包括
A. 用药指征明确
B. 违反禁忌证
C. 给药剂量过大
D. 合并用药过多
E. 给药方法不当

36. 贵重药物的临床用量是
A. 0.03 ~ 0.6g
B. 0.3 ~ 1g
C. 1 ~ 3g
D. 3 ~ 6g
E. 6 ~ 9g

37. 不属于使中药气味散失原因的是
A. 温度过高
B. 储存时间过长
C. 包装不严
D. 与二氧化碳长期接触
E. 通风干燥过甚

38. 下列关于中药病害危害性的描述,错误的是
A. 使中药的有效物质含量降低以致失去疗效
B. 造成不洁和污染,对人体健康带来危害
C. 为有害微生物的繁殖创造条件
D. 引起绝大部分中药泛油,进一步变质
E. 中药虫蛀之后,加大损耗会带来一定的经济损失

39. 不属于防治霉变方法的是
A. 高温快速烘干法
B. 石灰干燥法
C. 太阳晾晒法
D. 冷藏法
E. 低温烘干法

40. 下列药物适用于石灰干燥法进行养护的是
A. 玄参
B. 苦参
C. 北沙参
D. 糖白参
E. 南沙参

41. 关于冷藏养护描述错误的是
A. 在低温 -10 ~ 10℃的条件下贮存中药
B. 可以有效防止不宜烘干中药的生虫问题
C. 可以有效防止不宜晾晒中药的生虫问题
D. 可在夏季高温季节有效进行养护
E. 有些贵重中药如人参,常用此法养护

42. 下列鲜药最不易保存,遇干燥则易干枯,遇

湿则腐烂的是
A. 鲜荷叶
B. 鲜芦根
C. 鲜麦冬
D. 鲜地黄
E. 鲜石斛

43. 下列药材切成饮片后,干燥的温度宜在60℃以下,贮藏时室温不宜过高的是
A. 泽泻、山药、天花粉
B. 知母、玉竹、甘草
C. 当归、木香、川芎
D. 百部、南沙参、北沙参
E. 山楂、五味子、山茱萸

44. 饮片应放置在密闭容器中保存,并置通风干燥处,以免受潮的是
A. 酒大黄
B. 酒当归
C. 炒山楂
D. 麸炒山药
E. 盐泽泻

45. 饮片在温度高、湿度大的环境中易吸潮变软发黏,易被污染的是
A. 熟地黄、白芷、天冬
B. 党参、白术、肉苁蓉
C. 熟地黄、木香、白芍
D. 熟地黄、酒黄精、肉苁蓉
E. 酒黄精、酒大黄、酒黄连

46. 不属于中成药剂型养护过程中容易发生的问题是
A. 虫蛀
B. 霉变
C. 酸败
D. 挥发
E. 风化

47. 不属于埋藏养护技术的是
A. 石灰埋藏法
B. 木炭埋藏法
C. 砂子埋藏法
D. 糠壳埋藏法
E. 地下室贮藏法

48. 下列剂型检查项目中需进行软化点测定的是
A. 软膏剂
B. 注射剂
C. 胶囊剂
D. 栓剂
E. 片剂

49. 医疗单位的药检室按照制剂规模设置的组成不包括
A. 化学分析室
B. 仪器室
C. 计价室
D. 菌检室
E. 留样观察室

50. 院内制剂执行留样制度,需要留样 1 年的是
A. 片剂
B. 灭菌制剂
C. 外用软膏
D. 栓剂
E. 胶囊剂

51. 测定液体药品的相对密度,一般采用的方法是
A. 比重瓶法
B. 薄层色谱法
C. 比色法
D. 韦氏比重秤法
E. 毛细管电泳法

52. 酸度计校正所用的标准缓冲液 pH 应准确至
A. 0.0001pH 单位
B. 0.001pH 单位
C. 0.01pH 单位
D. 0.1pH 单位
E. 1pH 单位

53. 总灰分测定时供试品炭化后,为灰化完全应保持的温度是
A. 200~300℃
B. 300~400℃
C. 400~500℃
D. 500~600℃
E. 600~700℃

54. 款冬花的常用量为是
A. 3~9g
B. 3~5g
C. 5~9g
D. 1~9g
E. 6~9g

55. 中药处方中直接写药材的正名或炒制时,即付酒炙品的是
A. 厚朴
B. 海藻
C. 王不留行
D. 山茱萸
E. 穿山甲

56. 中药汤剂处方正文不包括的内容有
A. 药名
B. 规格
C. 剂量
D. 剂数
E. 脚注

57. 可以减轻或消除链霉素引起的耳鸣、耳聋等不良反应的中药是
A. 骨碎补
B. 茵陈
C. 三七
D. 白芍
E. 金银花

58. 药物经济学的评价方法不包括
A. 最小成本分析
B. 成本效果分析
C. 成本效用分析
D. 成本效益分析
E. 最大成本分析

59. 药物经过沸水浸泡去渣所得的液体剂型是
A. 煮剂
B. 煎剂
C. 煮散
D. 饮剂
E. 露剂

60. 毒性药品处方调配时
A. 处方一次有效,由患者保存处方
B. 对处方做出明显标记,以利患者再次使用
C. 处方二次有效,取药后调配部门保存 1 年备查
D. 处方一次有效,取药后调配部门保存 2 年备查
E. 可不凭处方零售,但应向患者说明注意点

二、B 型题（标准配伍题）

答题说明

以下提供若干组考题,每组考题共用在考题前列出的 A、B、C、D、E 五个备选答案。请从中选择一个与问题关系最密切的答案。某个备选答案可能被选择一次、多次或不被选择。

（61 ~ 62 题共用备选答案）

A. 药物与成膜材料溶解在有机溶剂中,制成的供外用涂抹并能形成薄膜的黏稠液体制剂

B. 药物与适宜的亲水性基质混匀后,涂布于背衬材料上制成的贴膏剂

C. 药物与油脂性基质制成的供眼用的半固体制剂

D. 药物与适宜基质制成的半固体外用制剂

E. 药物与橡胶等基质混匀后,涂布于裱褙材料上制成的外用制剂

61. 涂膜剂是

62. 凝胶膏剂是

（63 ~ 64 题共用备选答案）

A. 热熔法

B. 热压或溶剂法

C. 熔合法

D. 压制法

E. 凝聚法

63. 栓剂的制备方法为

64. 橡胶膏剂的制备方法为

（65 ~ 66 题共用备选答案）

A. 105 ~ 115℃

B. 112 ~ 115℃

C. 116 ~ 120℃

D. 116 ~ 118℃

E. 119 ~ 122℃

65. 炼制蜂蜜时,中蜜的炼制温度为

66. 炼制蜂蜜时,老蜜的炼制温度为

（67 ~ 68 题共用备选答案）

A. 红糖

B. 冰糖

C. 蔗糖

D. 饴糖

E. 乳糖

67. 可以增加胶剂透明度和硬度的是

68. 水溶性颗粒剂用以矫味及黏合的是

（69 ~ 70 题共用备选答案）

A. 吸收剂

B. 黏合剂

C. 助溶剂

D. 润滑剂

E. 润湿剂

69. 磷酸氢钙在片剂中作为

70. 硬脂酸镁在片剂中作为

（71 ~ 72 题共用备选答案）

A. 利用两种具有相反电荷的高分子材料作囊材,将囊心物分散在囊材的水溶液中,在一定条件下相反电荷的高分子材料互相交联后,溶解度降低,自溶液中凝聚成囊的方法

B. 药物与载体共同混合制成高度分散物

C. 将药物包合或嵌入筒状结构内形成超微囊状分散物的操作

D. 将药物分散于囊材的水溶液中,以电解质或强亲水性电解质为凝聚剂,使囊材凝聚包封于药物表面而形成微囊的方法

E. 药物与载体共同溶解于有机溶剂中,蒸去溶剂后,得到的药物在载体中混合而成的共沉淀物的方法

71. 单凝聚法是指
72. 复凝聚法是指

(73～74 题共用备选答案)
A. 聚合
B. 晶型转变
C. 变性
D. 氧化
E. 水解
73. 具有潜在酚羟基的药物易
74. 酰胺类和苷类药物易

(75～76 题共用备选答案)
A. 生物利用速度
B. 生物利用程度
C. 药物的体内分布过程
D. 溶出度
E. 药物的体内代谢过程
75. 血药浓度达峰时间表示的是
76. 血药浓度－时间曲线下面积表示的是

(77～78 题共用备选答案)
A. 固态溶液
B. 玻璃溶液
C. 低共熔混合物
D. 同质多晶物
E. 共沉淀物
77. 药物溶于熔融的透明无定形载体，骤冷、固化而得的质脆透明状固体溶液称
78. 药物溶解在固体载体中形成的均相体系称

(79～80 题共用备选答案)
A. 润滑剂
B. 润湿剂
C. 黏合剂
D. 崩解剂
E. 稀释剂
79. 胶浆在片剂中的作用为
80. 甘露醇在片剂中的作用为

(81～82 题共用备选答案)
A. 生物碱类
B. 苷类
C. 鞣质类
D. 油脂类
E. 挥发油类
81. 贮存时堆垛不宜紧密、重压的中药主要含有的成分是
82. 需要在干燥的环境中保存的中药主要含有的成分是

(83～84 题共用备选答案)
A. 黄药子
B. 雷公藤
C. 鸡血藤
D. 雄黄
E. 牛黄
83. 属于动物类药材的是
84. 属于矿物类药材的是

(85～86 题共用备选答案)
A. 鲜地黄
B. 鲜沙参
C. 鲜石斛
D. 鲜佩兰
E. 鲜荷叶
85. 分单独保养、泥砂掩盖保养和种植保养的是
86. 属于夏季时令药品的是

(87～88 题共用备选答案)
A. 鹿茸
B. 麝香
C. 蛤蚧
D. 牛黄
E. 熊胆
87. 受热时表皮裂纹或崩口，受潮则变黑并发白斑的是
88. 忌用硫黄熏蒸以免变黑的是

(89～90 题共用备选答案)
A. 1 个月
B. 2 个月
C. 1 年
D. 2 年
E. 半个月
89. 执行留样观察制度,普通制剂留样至该批制剂用完后
90. 执行留样观察制度,灭菌制剂留样至该批制剂用完后

(91～92 题共用备选答案)
A. 烟酸
B. 异烟肼
C. 生物碱
D. 异丙嗪
E. 苯巴比妥
91. 不宜与大山楂丸合用的药物是
92. 不宜与十灰散合用的药物是

(93～94 题共用备选答案)
A. 珍珠层粉与氯丙嗪
B. 甘草与氢化可的松
C. 黄柏与四环素
D. 苓桂术甘汤与地西泮
E. 金银花与青霉素
93. 能够减少禁忌,扩大适用范围的配伍是
94. 能够减少剂量,缩短疗程的配伍是

(95～96 题共用备选答案)
A. 复方丹参滴丸
B. 三七伤药片
C. 四神丸
D. 中风回春丸
E. 血栓心脉宁胶囊
95. 可温肾暖脾、涩肠止泻的是
96. 可活血化瘀、舒筋通络的是

(97～98 题共用备选答案)
A. 川芎
B. 泽泻
C. 山楂
D. 血余炭
E. 冰片
97. 可以减少口服药物胃肠吸收的药物是
98. 与丙谷胺合用可增强治疗消化道溃疡作用的药物是

(99～100 题共用备选答案)
A. 大红色
B. 淡红色
C. 淡黄色
D. 淡绿色
E. 白色
99. 麻醉药品处方的印刷用纸是
100. 普通处方的印刷用纸是

参考答案

基础知识

1. B	2. D	3. E	4. E	5. C	6. C	7. A	8. E	9. C	10. E
11. E	12. A	13. B	14. E	15. C	16. B	17. C	18. E	19. D	20. C
21. B	22. A	23. D	24. C	25. D	26. C	27. B	28. A	29. E	30. B
31. A	32. D	33. A	34. B	35. B	36. A	37. A	38. D	39. D	40. D
41. A	42. B	43. B	44. D	45. B	46. A	47. A	48. A	49. C	50. B
51. D	52. A	53. C	54. B	55. A	56. C	57. B	58. A	59. B	60. C
61. B	62. D	63. A	64. D	65. A	66. C	67. B	68. A	69. C	70. E
71. D	72. B	73. A	74. B	75. D	76. E	77. B	78. C	79. A	80. C
81. B	82. D	83. D	84. C	85. D	86. B	87. A	88. D	89. C	90. D
91. C	92. E	93. E	94. D	95. E	96. B	97. B	98. A	99. E	100. D

相关专业知识

1. E	2. D	3. C	4. E	5. C	6. C	7. D	8. E	9. B	10. A
11. C	12. D	13. E	14. A	15. B	16. D	17. E	18. B	19. A	20. B
21. D	22. C	23. B	24. D	25. C	26. C	27. C	28. B	29. D	30. B
31. B	32. C	33. A	34. E	35. A	36. D	37. D	38. D	39. C	40. A
41. B	42. D	43. E	44. C	45. A	46. B	47. B	48. D	49. D	50. D
51. C	52. B	53. D	54. C	55. C	56. E	57. D	58. C	59. E	60. C
61. C	62. D	63. A	64. D	65. B	66. D	67. E	68. C	69. C	70. E
71. D	72. C	73. A	74. B	75. A	76. E	77. B	78. A	79. C	80. A
81. B	82. D	83. B	84. A	85. A	86. D	87. D	88. B	89. C	90. E
91. A	92. A	93. A	94. B	95. C	96. D	97. E	98. D	99. D	100. B

专业知识

1. C	2. B	3. C	4. C	5. B	6. D	7. E	8. C	9. C	10. D
11. A	12. A	13. D	14. A	15. B	16. C	17. D	18. D	19. A	20. B
21. D	22. B	23. A	24. B	25. C	26. E	27. E	28. A	29. E	30. B
31. A	32. D	33. A	34. B	35. B	36. E	37. B	38. C	39. E	40. B
41. A	42. C	43. B	44. C	45. C	46. A	47. B	48. D	49. B	50. A
51. B	52. D	53. A	54. C	55. B	56. D	57. C	58. C	59. C	60. B
61. C	62. E	63. D	64. B	65. E	66. C	67. B	68. A	69. A	70. D
71. D	72. C	73. E	74. B	75. A	76. E	77. B	78. B	79. C	80. B
81. E	82. B	83. D	84. C	85. A	86. E	87. B	88. A	89. A	90. C
91. C	92. D	93. A	94. D	95. E	96. D	97. D	98. E	99. D	100. A

专业实践能力

1. E	2. D	3. C	4. D	5. D	6. D	7. C	8. C	9. E	10. B
11. C	12. C	13. C	14. C	15. B	16. D	17. B	18. C	19. E	20. D
21. D	22. D	23. A	24. B	25. B	26. E	27. C	28. E	29. B	30. B
31. D	32. C	33. D	34. B	35. A	36. B	37. D	38. D	39. A	40. D
41. A	42. A	43. C	44. E	45. D	46. E	47. B	48. A	49. C	50. B
51. A	52. C	53. D	54. C	55. D	56. E	57. A	58. E	59. D	60. D
61. A	62. B	63. A	64. B	65. D	66. E	67. B	68. C	69. A	70. D
71. D	72. A	73. D	74. E	75. A	76. B	77. B	78. A	79. C	80. E
81. E	82. B	83. E	84. D	85. B	86. D	87. A	88. D	89. A	90. C
91. A	92. C	93. A	94. D	95. C	96. D	97. D	98. E	99. B	100. E

试卷标识码:

全国中医药专业技术资格考试

中药专业(中级)押题秘卷(三)

考试日期:　　　年　月　日

考试时间:9:00—11:30

考生姓名:____________

准考证号:____________

考　　点:____________

考 场 号:____________

一、A 型题 (单句型最佳选择题)

答题说明

以下每一道考题下面有 A、B、C、D、E 五个备选答案。请从中选择一个最佳答案。

1. 下列配伍关系中,性能功效相类似的中药配合应用,可增强原有疗效的是
   A. 相使
   B. 相须
   C. 相反
   D. 相杀
   E. 相恶

2. 下列选项,不属于治疗肝火目赤肿痛的药组是
   A. 夏枯草、密蒙花
   B. 龙胆、赤芍
   C. 青葙子、决明子
   D. 石决明、谷精草
   E. 女贞子、枸杞子

3. 既善疏肝,又能暖肝的药物是
   A. 肉桂
   B. 花椒
   C. 香附
   D. 山茱萸
   E. 吴茱萸

4. 可用于肝气郁滞之胁肋作痛,又可用于食积不化的药物是
   A. 陈皮
   B. 青皮
   C. 柴胡
   D. 香附
   E. 川楝子

5. 有消食健胃、回乳消胀功效的是
   A. 神曲
   B. 王不留行
   C. 鸡内金
   D. 谷芽
   E. 麦芽

6. 下列各项,不能驱绦虫的药物是
   A. 使君子
   B. 槟榔
   C. 南瓜子
   D. 雷丸
   E. 鹤草芽

7. 具有化瘀止血功效的药组是
   A. 蒲黄、白及
   B. 藕节、槐花
   C. 三七、茜草
   D. 花蕊石、侧柏叶
   E. 槐花、白及

8. 具有活血止痛、消肿生肌功效的药组是
   A. 乳香、没药
   B. 红花、桃仁
   C. 血竭、儿茶
   D. 五灵脂、续断
   E. 自然铜、骨碎补

9. 具有养心安神、敛汗功效的药物是
   A. 酸枣仁
   B. 莲子
   C. 远志
   D. 合欢皮
   E. 夜交藤

10. 下列各法不属于“八法”内容的是
   A. 下法、补法

B. 汗法、和法
C. 宣法、通法
D. 吐法、消法
E. 清法、温法

11. 下列各项中不是丸剂特点的是
A. 不易变质
B. 药力持久
C. 适用于慢性虚弱性病证
D. 服用方便
E. 吸收缓慢

12. 九味羌活汤的组成中不包含的药物是
A. 细辛、苍术
B. 防风、白芷
C. 荆芥、秦艽
D. 细辛、甘草
E. 川芎、生地黄

13. 热结旁流,脐腹疼痛,按之坚硬有块,口干舌燥,脉滑实者,治宜选用
A. 增液承气汤
B. 大承气汤
C. 黄龙汤
D. 新加黄龙汤
E. 葛根芩连汤

14. 热结里实,应下失下,气血大伤,症见大便秘结,脘腹胀满,硬痛拒按,身热谵语,身倦少气,口舌干燥,舌苔焦黑,循衣撮空,神昏肢厥者,治宜选用
A. 增液承气汤
B. 调胃承气汤
C. 小承气汤
D. 黄龙汤
E. 大承气汤

15. 不含有大黄的泻下剂是
A. 温脾汤
B. 麻子仁丸
C. 大承气汤
D. 黄龙汤
E. 济川煎

16. 下列方剂组成中含有烧生姜的方剂是
A. 小青龙汤
B. 吴茱萸汤
C. 生化汤
D. 逍遥散
E. 温经汤

17. 逍遥散中薄荷的配伍意义是
A. 疏肝散热
B. 疏肝行气
C. 清利咽喉
D. 清利头目
E. 疏散风热

18. 下列方剂组成中不含有连翘、薄荷的是
A. 凉膈散
B. 银翘散
C. 桑菊饮
D. 普济消毒饮
E. 仙方活命饮

19. 由黄连、栀子、黄芩、黄柏组成的方剂是
A. 普济消毒饮
B. 黄连解毒汤
C. 连朴饮
D. 凉膈散
E. 黄连汤

20. 不属于清暑益气汤方剂组成的是
A. 石斛、麦冬
B. 黄连、淡竹叶
C. 荷梗、知母
D. 甘草、粳米
E. 黄芩、荷叶

21. 当归四逆汤中通草的作用是
A. 通经脉,畅血行
B. 利水渗湿
C. 活血利水
D. 温经散寒
E. 散寒通络

22. 阳和汤的主治病证中不包括
A. 贴骨疽
B. 鹤膝风
C. 大头瘟
D. 流注
E. 痰核

23. 理中丸的功用是
A. 温中祛寒,补气健脾
B. 温中祛寒,和胃止呕
C. 健脾益气,养胃和中
D. 健脾益气,渗湿止泻
E. 温中健脾,和里缓急

24. 一贯煎的君药是
A. 枸杞子
B. 川楝子
C. 麦冬
D. 地黄
E. 当归

25. 与“少火生气”治疗理论有关的方剂是
A. 六味地黄丸
B. 大补阴丸
C. 四逆汤
D. 龟鹿二仙膏
E. 金匮肾气丸

26. 寓有“培土生金”含义的方剂是
A. 补中益气汤
B. 参苓白术散
C. 四君子汤
D. 左金丸
E. 麦味地黄丸

27. 真人养脏汤的功用是
A. 敛肺止咳,益气养阴
B. 敛阴止汗,益气固表
C. 涩肠固脱,温补脾肾
D. 温肾暖脾,涩肠止泻
E. 益气健脾,温中止痛

28. 天王补心丹主治
A. 阳虚血少之神志不安
B. 气血两虚之神志不安
C. 阴阳两虚之神志不安
D. 阴虚血少之神志不安
E. 阴虚火旺之神志不安

29. 苏合香丸中具有防止辛香走窜作用的药物是
A. 诃子
B. 芡实
C. 莲子肉
D. 乌梅
E. 山萸肉

30. 下列各项,不属于至宝丹证临床表现的是
A. 谵语
B. 身热
C. 烦躁
D. 痉厥
E. 舌绛

31. 紫雪散的主治病证是
A. 热闭内陷心包证
B. 痰热内闭心包证
C. 热盛动风证
D. 暑令时疫
E. 暑秽

32. 苏子降气汤主治证的病因病机是
A. 素体痰多,复感风寒
B. 痰涎壅肺,肾阳不足
C. 胃气虚弱,痰浊内阻
D. 胃虚有热,气逆不降
E. 外寒内饮,肺气失宣

33. 小蓟饮子组成中含有的药物是
A. 生地、通草
B. 木通、当归
C. 熟地、滑石
D. 通草、蒲黄
E. 栀子、通草

34. 旋覆代赭汤的君药是
A. 旋覆花
B. 代赭石
C. 人参
D. 半夏
E. 炙甘草

35. 氰苷的苷元中有
A. 醛
B. 酮
C. 氢氰酸
D. 醇
E. α-羟基氰

36. 羟基分布在一侧苯环上的蒽醌是
A. 大黄素
B. 大黄酚
C. 芦荟大黄素
D. 大黄酸
E. 茜草素

37. 从药材中提取挥发油常用的方法是
A. 水蒸气蒸馏法
B. 浸渍法
C. 渗漉法
D. 回流提取法
E. 煎煮法

38. 醌类化合物通用的显色反应是
A. Borntrager's 反应
B. Kesting-Craven 反应
C. 与金属离子(Mg)的络合反应
D. Feigl 反应
E. 无色亚甲蓝反应

39. 香豆素类化合物对碱不稳定的主要原因是其分子结构中存在
A. 羟基
B. 双键
C. 内酯环
D. 呋喃环
E. 吡喃环

40. 由两分子苯丙素衍生物聚合而成的天然化合物称为
A. 木脂素
B. 香豆素
C. 萜类
D. 皂苷
E. 生物碱

41. 在碱溶液中开环生成顺式邻羟基桂皮酸盐,加酸又可重新环合成为内酯环的是
A. 大黄素型蒽醌
B. 茜草素型蒽醌
C. 香豆素及其苷
D. 简单木脂素
E. 双环氧木脂素

42. Gibb's 或 Emerson 反应可用于区别香豆素母核上
A. 是否有游离酚羟基
B. 是否有内酯环
C. 是否有呋喃环

D. C_6 位是否被取代

E. C_7 位是否被取代

43. 基本母核 C 环无羰基,1 位氧原子以盐形式存在的是

A. 黄酮

B. 黄酮醇

C. 异黄酮

D. 花色素

E. 黄烷醇

44. 基本母核的 C 环无羰基,1 位氧原子以离子形式存在的黄酮类化合物是

A. 异黄酮

B. 黄酮醇

C. 花色素

D. 查耳酮

E. 黄烷醇

45. 游离黄酮类化合物中,在水中溶解度最小的是

A. 二氢黄酮

B. 黄酮

C. 异黄酮

D. 花色素

E. 二氢黄酮醇

46. 某样品溶液不加镁粉而仅加盐酸显红色,该样品中可能含有的化学成分是

A. 异黄酮

B. 花色素

C. 黄烷醇

D. 二氢黄酮醇

E. 5 - 羟基黄酮

47. 环烯醚萜苷 C 位羟基成苷时,多为

A. 阿拉伯糖苷

B. 木糖苷

C. 鼠李糖苷

D. 葡萄糖苷

E. 半乳糖苷

48. 挥发油成分组成不包括

A. 单萜和倍半萜类化合物

B. 单萜和倍半萜的含氧衍生物

C. 小分子芳香族化合物

D. 小分子脂肪族化合物

E. 二萜及其含氧衍生物

49. 检识三萜皂苷常用的显色方法是

A. 醋酐 - 浓硫酸反应

B. 明胶沉淀反应

C. 三氯化铝反应

D. 生物碱沉淀试剂反应

E. 盐酸 - 镁粉反应

50. 下列有关人参皂苷 Rg 的论述,错误的是

A. 属羊毛脂甾烷型四环三萜皂苷

B. 属达玛烷型四环三萜皂苷

C. 酸水解生成人参三醇

D. 酶水解生成 20(S) - 原人参三醇

E. 具有溶血性

51. 地高辛又称

A. 双羟基洋地黄毒苷

B. 毛花洋地黄苷甲

C. 吉他洛苷

D. 异羟基洋地黄毒苷

E. 黄花夹竹桃苷甲

52. 薯蓣皂苷属于

A. 异螺甾烷醇型

B. 螺甾烷醇型

C. 楝烷型

D. 达玛烷型

E. 环菠萝蜜烷型

53. 分离含羰基的甾体皂苷可采用的方法是

A. 铅盐沉淀法
B. 吉拉德试剂法
C. 丙酮沉淀法
D. 氯仿萃取法
E. 盐析法

54. 下列有关生物碱的论述,正确的是
A. 含有 N 原子
B. 均显碱性
C. 包括来源于自然界的所有含 N 成分
D. 无色
E. 均具有复杂的环状结构,N 原子在环内

55. 属于两性生物碱的是
A. 小檗碱
B. 苦参碱
C. 可待因
D. 吗啡
E. 东莨菪碱

56. 因为供电基诱导效应,使生物碱碱性增强的基团是
A. 双键
B. 苯基
C. 醚基
D. 烷基
E. 羰基

57. 采用分配薄层色谱法检识脂溶性生物碱时,常使用的固定相是
A. 乙酸
B. 氨水
C. 苯
D. 甲酰胺
E. 二乙胺

58. Dragendorff 试剂是
A. 碘化汞钾试剂
B. 碘化铋钾试剂
C. 硅钨酸试剂
D. 雷氏铵盐试剂
E. 苦味酸试剂

59. 从植物中提取鞣质类成分最常用的溶剂是
A. 乙醚
B. 丙酮
C. 含水丙酮
D. 水
E. 甲醇

60. 不属于蛋白质性质的是
A. 溶于水形成胶体溶液,不溶于有机溶剂
B. 在水溶液中可被高浓度氯化钠盐析而沉淀
C. 酸或酶水解后可得到氨基酸
D. 分子量较大,无等电点
E. 能被鞣质沉淀

二、B 型题 (标准配伍题)

答题说明

以下提供若干组考题,每组考题共用在考题前列出的 A、B、C、D、E 五个备选答案。请从中选择一个与问题关系最密切的答案。某个备选答案可能被选择一次、多次或不被选择。

(61 ~ 62 题共用备选答案)
A. 清热凉血,活血散瘀
B. 清热凉血,养阴生津
C. 清热,解毒,利尿
D. 凉血滋阴,泻火解毒
E. 清热凉血,利尿通淋,定惊

61. 玄参的功效是
62. 生地黄的功效是

(63～64题共用备选答案)

A. 泻下通便,清肝,杀虫

B. 泻下通便,行水消胀

C. 泻下逐水,杀虫

D. 行气利水,杀虫

E. 泄热通便,润燥软坚,清火消肿

63. 芦荟的功效是

64. 芒硝的功效是

(65～66题共用备选答案)

A. 砂仁

B. 厚朴

C. 藿香

D. 苍术

E. 草果

65. 能燥湿消痰、下气除满,为消除胀满的要药的是

66. 能燥湿健脾、祛风散寒的中药是

(67～68题共用备选答案)

A. 茯苓

B. 薏苡仁

C. 滑石

D. 木通

E. 车前子

67. 既可利水渗湿,又能排脓的中药是

68. 既可利水通淋,又能解暑的中药是

(69～70题共用备选答案)

A. 细辛

B. 花椒

C. 丁香

D. 小茴香

E. 高良姜

69. 具有散寒止痛、温肺化饮功效的药物是

70. 具有温中止痛、杀虫功效的药物是

(71～72题共用备选答案)

A. 陈皮

B. 乌药

C. 香附

D. 沉香

E. 薤白

71. 善于行气止痛、温肾散寒的药物是

72. 善于行气止痛、温中止呕的药物是

(73～74题共用备选答案)

A. 消食兼能杀虫

B. 消食兼能发表

C. 消食兼能疏肝

D. 消食兼能化石

E. 消食兼能化痰

73. 生麦芽的功效特点是

74. 鸡内金的功效特点是

(75～76题共用备选答案)

A. 清热解毒,凉血止血,杀虫

B. 杀虫,疗癣

C. 杀虫,解暑

D. 杀虫,利水

E. 杀虫,消积

75. 苦楝皮的功效是

76. 绵马贯众的功效是

(77～78题共用备选答案)

A. 诃子

B. 乌梅

C. 五味子

D. 五倍子

E. 龙骨

77. 主治久咳虚喘、久泻久痢、遗精滑精、自汗盗汗、崩漏下血的药物是

78. 主治久咳虚喘、久泻久痢、遗精滑精、自汗盗汗、心悸失眠的药物是

(79～80题共用备选答案)

A. 补益肝肾,收敛固涩

B. 涩肠止泻,温中行气

C. 涩肠止泻,敛肺止咳
D. 固精缩尿止带,涩肠止泻
E. 固表止汗,益气,除热
79. 金樱子的功效是
80. 肉豆蔻的功效是

(81 ~ 82 题共用备选答案)
A. 四逆汤
B. 阳和汤
C. 理中丸
D. 当归四逆汤
E. 小建中汤
81. 含有麻黄的是
82. 含有饴糖的是

(83 ~ 84 题共用备选答案)
A. 人参
B. 黄芪
C. 白术
D. 麦冬
E. 五味子
83. 生脉散的君药是
84. 玉屏风散的君药是

(85 ~ 86 题共用备选答案)
A. 龙骨、牡蛎
B. 白术、白芍
C. 黄芪、白术
D. 芡实、白术
E. 山药、苍术
85. 完带汤和固冲汤组成中均含有的药物是
86. 金锁固精丸和固冲汤组成中均含有的药物是

(87 ~ 88 题共用备选答案)
A. 朱砂安神丸
B. 天王补心丹
C. 酸枣仁汤
D. 导赤散
E. 归脾汤
87. 治疗心肾阴亏血少之心悸失眠,首选的方剂是
88. 治疗心脾气血两虚之心悸失眠,首选的方剂是

(89 ~ 90 题共用备选答案)
A. 芦荟苷
B. 巴豆苷
C. 红景天苷
D. 山慈菇苷 A
E. 苦杏仁苷
89. 属于 C - 苷的化合物是
90. 属于 N - 苷的化合物是

(91 ~ 92 题共用备选答案)
A. 分配色谱
B. 离子交换色谱
C. 吸附色谱
D. 大孔树脂色谱
E. 凝胶过滤色谱
91. 分离酸性和碱性化合物可用
92. 分离分子大小不同的化合物可用

(93 ~ 94 题共用备选答案)
A. 230nm 左右
B. 240 ~ 260nm
C. 262 ~ 295nm
D. 305 ~ 389nm
E. 大于 400nm
93. 主要受 α - 酚羟基影响,α - 羟基数目越多红移越大的吸收带在
94. 受 β - 酚羟基影响红移且吸收强度增大的吸收带在

(95 ~ 96 题共用备选答案)
A. Liebermann - Burchard 反应
B. Kedde 反应
C. Raymond 反应
D. Baljet 反应

E. Molish 反应

95. 与碱性 3,5 - 二硝基苯甲酸试剂的反应即
96. 与碱性苦味酸试剂的反应即

(97 ~ 98 题共用备选答案)

A. N 原子杂化方式
B. 诱导效应
C. 共轭效应
D. 空间效应
E. 氢键效应

97. 胍类生物碱一般显强碱性是因为
98. 伪麻黄碱的碱性强于麻黄碱是因为

(99 ~ 100 题共用备选答案)

A. 具有还原性
B. 与蛋白质沉淀
C. 与三氯化铁显色
D. 与生物碱沉淀
E. 与重金属盐沉淀

99. 鞣质容易被氧化,是因为其
100. 可用明胶沉淀法提纯和鉴别鞣质,是因为其

一、A 型题(单句型最佳选择题)

答题说明

以下每一道考题下面有 A、B、C、D、E 五个备选答案。请从中选择一个最佳答案。

1. 中医学中“证”的概念是
   A. 疾病过程中的症状
   B. 疾病总过程的病理概括
   C. 疾病过程中的症状和体征
   D. 疾病过程中的体征
   E. 疾病某一阶段的病理概括

2. 被称为阴阳之“征兆”的是
   A. 寒与热
   B. 水与火
   C. 明与暗
   D. 左与右
   E. 动与静

3. “阳中求阴”治法的病理基础是
   A. 阴偏胜
   B. 阳偏胜
   C. 阴偏衰
   D. 阳偏衰
   E. 阴阳两虚

4. “壮水之主,以制阳光”指的是
   A. 热者寒之
   B. 用寒凉药物治疗阳热亢盛的病证
   C. 补阴以制阳气的相对偏亢
   D. 阴中求阳
   E. 阳中求阴

5. 下列哪项不是根据五行相克规律确立的治法
   A. 金水相生法
   B. 佐金平木法
   C. 抑木扶土法
   D. 培土制水法
   E. 泻南补北法

6. 六腑中的“孤腑”指的是
   A. 胆
   B. 胃
   C. 三焦
   D. 膀胱
   E. 小肠

7. 被称为“中精之府”的是
   A. 脑
   B. 髓
   C. 骨
   D. 脉
   E. 胆

8. 血液的运行离不开气的推动作用,是气与血何种关系的说明
   A. 血能载气
   B. 血能养气
   C. 气能生血
   D. 气能行血
   E. 气能摄血

9. 手三阳经与足三阳经的交接部位是
   A. 胸部
   B. 手
   C. 足
   D. 腹部
   E. 头面部

10. 最易引起气血凝滞的邪气是
    A. 风
    B. 寒

C. 湿
D. 燥
E. 火

11. 十二经脉的功能活动反应于体表的部位是
A. 孙络
B. 十二经筋
C. 十二皮部
D. 十五别络
E. 浮络

12. 最易伤肺的邪气是
A. 湿邪
B. 风邪
C. 燥邪
D. 暑邪
E. 寒邪

13. 既属病因,又属病理产物的是
A. 寒邪
B. 暑邪
C. 燥邪
D. 瘀血
E. 七情

14. 影响疾病发生、发展与转归的主要因素是
A. 禀赋的强弱
B. 合理的饮食
C. 邪正的盛衰
D. 邪气的性质
E. 感邪的轻重

15. 以下哪项不是得神的表现
A. 目光明亮
B. 反应灵敏
C. 呼吸平稳
D. 两颧潮红
E. 表情丰富

16. 下列关于中药药理学研究内容的叙述,错误的是
A. 中药品种的鉴定
B. 中药药理作用产生的机理
C. 中药药理作用产生的物质基础
D. 药物在体内的分布
E. 药物的生物转化

17. 寒凉药具有的药理作用是
A. 强心
B. 平喘
C. 升高血压
D. 抗肿瘤
E. 抗休克

18. 下列关于黄芩的现代应用,错误的是
A. 治疗小儿呼吸道感染
B. 治疗急性菌痢
C. 治疗病毒性肝炎
D. 治疗疟疾
E. 治疗急性支气管炎

19. 小檗碱对心血管系统的作用是
A. 负性肌力
B. 升高血压
C. 抗心肌缺血
D. 致心律失常
E. 正性频率

20. 黄连抗菌的主要成分是
A. 小檗碱
B. 绿原酸
C. 黄芩素
D. 癸酰乙醛
E. 伪麻黄碱

21. 关于芒硝的现代应用,叙述错误的是
A. 治疗急性胰腺炎
B. 治疗便秘

C. 治疗急性乳腺炎
D. 治疗肛肠病
E. 治疗尿毒症

22. 能延缓慢性肾衰竭发展的泻下药是
A. 芒硝
B. 芫花
C. 番泻叶
D. 黄芩
E. 大黄

23. 与祛风湿药"祛除风湿,解除痹痛"功效相关的药理作用是
A. 抗炎,镇痛,抑制机体免疫功能
B. 发汗解表
C. 强心,升高血压
D. 中枢抑制
E. 保肝利胆

24. 具有中枢镇静作用的芳香化湿中药的有效成分是
A. 苍术酮及苍术素
B. 木兰箭毒碱和苍术素
C. 厚朴酚及广藿香醇
D. β-桉叶醇及茅术醇
E. 广藿香酮及广藿香醇

25. 下列关于芳香化湿药的主要药理作用,错误的是
A. 调整胃肠运动功能
B. 促进消化液分泌
C. 抗溃疡
D. 抗病原微生物
E. 抗炎

26. 能治疗由轮状病毒所致的婴幼儿腹泻的药物是
A. 茵陈
B. 泽泻
C. 厚朴
D. 猪苓
E. 茯苓

27. 猪苓增强免疫功能的主要成分是
A. 猪苓酸 A
B. 猪苓多糖
C. 猪苓酸 C
D. 角甾醇
E. 猪苓醇

28. 下列与温里药"温通血脉"功效有关的药理作用中,不正确的是
A. 抗血栓形成
B. 抗心肌缺血
C. 改善血液循环
D. 抗凝血
E. 抗溃疡

29. 下列关于附子抗休克的作用机制,错误的是
A. 强心
B. 升高血压
C. 扩张血管
D. 改善微循环
E. 抗炎,镇痛

30. 下列关于肉桂抗溃疡的作用环节,错误的是
A. 抑制胃液分泌
B. 抑制胃蛋白酶活性
C. 增加胃黏膜氨基己糖的含量
D. 促进胃黏膜血流量
E. 中和胃酸

31. 青皮的现代应用是治疗
A. 月经不调
B. 痛经
C. 阵发性室上性心动过速

D. 胃炎
E. 尿路结石

32. 理气药中松弛胃肠平滑肌作用最强的是
A. 青皮
B. 枳壳
C. 枳实
D. 木香
E. 香附

33. 下列关于枳实的现代应用,错误的是
A. 治疗休克
B. 治疗胃下垂
C. 治疗月经不调
D. 治疗脱肛
E. 治疗子宫脱垂

34. 不属于山楂的有效成分的是
A. 黄酮类
B. 生物碱类
C. 有机酸类
D. 维生素类
E. 磷脂

35. 下列药物中不具有助消化作用的是
A. 山楂
B. 莱菔子
C. 枳实
D. 谷芽
E. 香附

36. 下列关于三七“散瘀止血,消肿定痛”功效相关的药理作用的叙述,错误的是
A. 止血
B. 抗血栓
C. 促进造血
D. 保护胃黏膜
E. 镇痛

37. 具有镇咳作用的活血化瘀药是
A. 水蛭
B. 丹参
C. 桃仁
D. 红花
E. 川芎

38. 下列关于桔梗药理作用的叙述,错误的是
A. 祛痰
B. 止咳
C. 抗炎
D. 降血糖
E. 解热

39. 下列关于安神药作用的叙述,错误的是
A. 镇静
B. 催眠
C. 麻醉
D. 抗惊厥
E. 降温

40. 下列关于天麻的药理作用,错误的是
A. 抗惊厥
B. 抗眩晕
C. 保护脑神经细胞
D. 镇痛
E. 强心

41. 驱杀钩虫的药物是
A. 使君子
B. 苦楝皮
C. 南瓜子
D. 槟榔
E. 川楝子

42. 国家药品分类管理中,根据药品安全性,分为甲乙两类管理的是
A. 现代药
B. 传统药

C. 处方药
D. 非处方药
E. 国家基本药物

43. 药事管理的宗旨是
A. 保证用药安全、有效、经济、合理、方便、及时
B. 保证药品研究开发、制造、采购、营销、运输、服务、使用等
C. 对药事活动实施必要的管理
D. 关心公众健康利益
E. 维护宪法和法律

44. 开办药品零售企业,须经批准的部门是
A. 县级药品监督管理部门
B. 区级药品监督管理部门
C. 省级药品监督管理部门
D. 国家药品监督管理部门
E. 国家市场监督管理部门

45. 国家林业和草原局、国家市场监督管理总局要求生产、销售含下列哪种成分的中成药要实行“中国野生动物经营利用管理专用标识”制度
A. 虎骨
B. 豹骨
C. 梅花鹿茸
D. 蟾酥
E. 天然麝香

46. 下列不属于濒临灭绝状态的稀有珍贵野生药材物种的是
A. 虎骨
B. 马鹿茸
C. 豹骨
D. 羚羊角
E. 梅花鹿茸

47. 中国政府发展中医药的根本法律依据是
A.《中华人民共和国宪法》
B.《药品管理法》
C.《中医药条例》
D.《中华人民共和国药典》
E.《中药材生产质量管理规范》

48. 国家药品标准中规定的中药组成部分包括
A. 植物药、动物药、矿物药
B. 药材、饮片、中成药
C. 天然药物、各民族医药
D. 原料药、人工制成品
E. 道地药材、非道地药材

49. 麻醉药品和第一类精神药品运输证明的有效期是
A. 1 年
B. 2 年
C. 3 年
D. 4 年
E. 5 年

50. 依照《处方药与非处方药分类管理办法(试行)》,非处方药标签和说明书除符合相关规定外,用语应当
A. 专业、科学、明确,便于使用
B. 科学、易懂,便于消费者自行判断、选择和使用
C. 便于医师判断、选择和使用
D. 便于药师判断、选择和使用
E. 由企业自行决定

51. 药品不良反应主要是指
A. 合格药品长期用药造成的慢性中毒反应
B. 合格药品超剂量用药造成的有害反应
C. 合格药品错误用药所引起的有害反应
D. 合格药品正常用法、用量下出现的与用药目的有关的毒副作用
E. 合格药品在正常用法用量下出现的与用药目的无关的或意外的有害反应

52. 发展中医药事业的方针是
A. 中西医并重
B. 促进民族药发展
C. 加强对外合作
D. 加强中医药资源管理
E. 加强中医药资源的保护

53. 外观设计专利的保护期限为
A. 5 年
B. 10 年
C. 15 年
D. 20 年
E. 30 年

54.《医疗用毒性药品管理办法》规定,毒性药品处方应
A. 保存 1 年备查
B. 保存 2 年备查
C. 保存 3 年备查
D. 保存 5 年备查
E. 保存至有效期后 1 年备查

55. 国家药物政策的目标不包括
A. 基本药物的可获得性
B. 降低药品价格
C. 合理用药
D. 保证向公众提供安全、有效的药品
E. 保证向公众提供质量合格的药品

56. 下列不属于调剂操作过程中复核环节工作内容的是
A. 核对患者姓名、年龄、性别、地址等
B. 检查有无错配、遗漏或多配
C. 检查药物是否霉变、虫蛀、变质等
D. 检查处方中有无配伍禁忌
E. 代煎药是否填写“代煎单”,并核对姓名、送药日期等

57. 处方一律用规范的
A. 中文
B. 中文或英文
C. 英文
D. 缩写
E. 代码

58. 根据《药品注册管理办法》,初步评价药物对目标适应证患者的治疗作用和安全性的临床试验属于
A. Ⅰ期临床试验
B. Ⅱ期临床试验
C. Ⅲ期临床试验
D. Ⅳ期临床试验
E. 生物等效性试验

59. 药品经营企业的阴凉库温度为
A. 3 ~ 8℃
B. 2 ~ 10℃
C. 不高于 15℃
D. 不高于 20℃
E. 0 ~ 30℃

60. 关于中药用量的说法,错误的是
A. 单味药应用,其剂量应大
B. 汤剂每日服用饮片量大于丸、散剂
C. 主药用量应大于辅药
D. 先煎饮片比后下饮片用量要大
E. 后下饮片比先煎饮片用量要大

二、B型题(标准配伍题)

答题说明

以下提供若干组考题,每组考题共用在考题前列出的A、B、C、D、E五个备选答案。请从中选择一个与问题关系最密切的答案。某个备选答案可能被选择一次、多次或不被选择。

(61~62题共用备选答案)

A. 疾病

B. 证候

C. 症状

D. 体征

E. 体态

61. 概括病变全过程的是

62. 为疾病某一阶段病理概括的是

(63~64题共用备选答案)

A. 阴病治阳

B. 阳病治阴

C. 实则泻之

D. 虚则补之

E. 阴阳并补

63. 阴阳偏衰的治疗原则是

64. 阴阳偏盛的治疗原则是

(65~66题共用备选答案)

A. 曲直

B. 稼穑

C. 炎上

D. 润下

E. 从革

65. "木"的特性是

66. "水"的特性是

(67~68题共用备选答案)

A. 相生

B. 相克

C. 相乘

D. 相侮

E. 制化

67. "反克"指的是

68. "生中有克,克中有生"指的是

(69~70题共用备选答案)

A. 肾

B. 肺

C. 脾

D. 肝

E. 心

69. 被称为"生血之源"的脏是

70. 能调节人体血量的脏是

(71~72题共用备选答案)

A. 肾

B. 肺

C. 脾

D. 肝

E. 心

71. 被称为"气之根"的脏是

72. 被称为"水脏"的脏是

(73~74题共用备选答案)

A. 营气

B. 卫气

C. 谷气

D. 宗气

E. 元气

73. 先天之精化生为

74. 行于脉中具有营养作用的气是

(75~76题共用备选答案)

A. 冲脉

B. 任脉

C. 督脉

D. 带脉

E. 阳维脉

75. 被称为“阴脉之海”的是

76. 能够约束纵行诸脉的经脉是

(77～78 题共用备选答案)

A. 气上

B. 气结

C. 气缓

D. 气消

E. 气下

77. 情志为病,过喜对气机的影响是

78. 情志为病,过恐对气机的影响是

(79～80 题共用备选答案)

A. 风

B. 寒

C. 暑

D. 火

E. 燥

79. 易耗气伤津,又多夹湿的邪气是

80. 易伤津耗气,又易生风动血的邪气是

(81～82 题共用备选答案)

A. 虚中夹实

B. 实中夹虚

C. 阴损及阳

D. 阳损及阴

E. 阴阳格拒

81. 邪实为主,又兼夹正气不足的病理变化是

82. 由于阴液亏损,以致生化无源,阳气生化减少,是指

(83～84 题共用备选答案)

A. 气逆

B. 气陷

C. 气脱

D. 气闭

E. 气郁

83. 咳嗽气喘气急,属于

84. 脘腹胀满重坠,便意频频,气短乏力,属于

(85～86 题共用备选答案)

A. 心血瘀阻

B. 肝郁血瘀

C. 瘀阻胃络

D. 热毒炽盛

E. 阴寒内盛

85. 舌绛而深,干枯少津,主

86. 舌淡紫或青紫而润,主

(87～88 题共用备选答案)

A. 黑苔

B. 灰苔

C. 黄苔

D. 腻苔

E. 腐苔

87. 舌苔苔质疏松,颗粒粗大,形如豆腐渣堆积舌面,揩之可去,称为

88. 舌苔苔质致密,颗粒细小,融合成片,揩之不去,刮之不脱,称为

(89～90 题共用备选答案)

A. 增强腺苷酸环化酶活性

B. 抑制磷酸二酯酶

C. 抑制脑内多巴胺系统

D. 抑制 TXA 合成酶

E. 抑制环氧化酶

89. 川芎嗪抑制血小板聚集的机制是

90. 左旋四氢巴马汀镇痛的机制是

(91～92 题共用备选答案)

A. 镇静

B. 抗惊厥

C. 抑制免疫功能

D. 解热

E. 抗凝,促纤维蛋白溶解

91. 地龙的药理作用不包括

92. 与地龙抗血栓作用相关的药理作用是

(93 ~94 题共用备选答案)

A. 乌梅

B. 山茱萸

C. 石榴皮

D. 五味子

E. 肉豆蔻

93. 治疗肝炎的药物是

94. 治疗糖尿病及糖尿病肾病的药物是

(95 ~96 题共用备选答案)

A. 黄色色标

B. 绿色色标

C. 蓝色色标

D. 红色色标

E. 黑色色标

95.《药品经营质量管理规范实施细则》规定待验药品库用

96.《药品经营质量管理规范实施细则》规定不合格药品库用

(97 ~98 题共用备选答案)

A. 1 级

B. 2 级

C. 3 级

D. 4 级

E. 5 级

97. 濒临灭绝状态的稀有珍贵野生药材物种属于国家重点保护野生药材的级别为

98. 分布区域小、资源处于衰竭状态的重要野生药材物种属于国家重点保护野生药材的级别为

(99 ~100 题共用备选答案)

A. 3 ~9g

B. 1.5 ~4.5g

C. 9 ~45g

D. 0.03 ~0.6g

E. 0.3 ~1g

99. 有毒药物的临床常用量是

100. 贵重药物的临床常用量是

一、A 型题（单句型最佳选择题）

答题说明

以下每一道考题下面有 A、B、C、D、E 五个备选答案。请从中选择一个最佳答案。

1. 藤黄用豆腐煮制的主要目的是
   A. 增强疗效
   B. 降低毒性
   C. 矫臭矫味
   D. 利于贮藏
   E. 缓和药性

2. 需要“杀酶保苷”的药材是
   A. 川芎
   B. 厚朴
   C. 苍术
   D. 麻黄
   E. 黄芩

3. 一般教材所采用的炮制分类方法是
   A. 工艺与辅料相结合的分类法
   B. 三类分类法
   C. 药用部位分类法
   D. 五类分类法
   E. 雷公炮炙十七法

4. 炮制后可改变药性的药物是
   A. 酒仙茅
   B. 熟地黄
   C. 姜栀子
   D. 酒黄连
   E. 醋芫花

5. 符合传统“相畏为制”制药原则的炮制品是
   A. 黄酒炮制大黄
   B. 麦麸炮制苍术
   C. 生姜炮制半夏
   D. 米醋炮制乳香
   E. 盐水炮制黄柏

6. 中药炮制品的含水量一般控制在
   A. 1% ~3%
   B. 3% ~8%
   C. 7% ~13%
   D. 15% ~20%
   E. 25% 以下

7. 不属于饮片卫生学检查项目的是
   A. 致病菌检查
   B. 大肠埃希菌
   C. 重金属含量
   D. 霉菌总数
   E. 酵母菌总数

8. 下列药物中常用醋制的药物是
   A. 延胡索
   B. 山茱萸
   C. 黄连
   D. 女贞子
   E. 枇杷叶

9. 可引药上行的炮制方法是
   A. 大黄酒炙
   B. 黄柏盐炙
   C. 厚朴姜炙
   D. 马钱子砂烫
   E. 川乌煮制

10. 净制莲子的方法是
   A. 去残茎
   B. 去枝梗
   C. 去心
   D. 去芦
   E. 去核

11. 采用两种或两种以上药物同贮而达到抑制虫蛀、霉变目的的贮存方法是
A. 通风法
B. 吸湿法
C. 密封法
D. 冷藏法
E. 对抗同贮法

12. 黄柏宜切
A. 薄片
B. 宽丝
C. 段
D. 细丝
E. 厚片

13. 麻黄的加工方法是
A. 碾捣
B. 制绒
C. 青黛拌衣
D. 揉搓
E. 朱砂拌衣

14. 属于分离不同药用部位的是
A. 麻黄分离根和草质茎
B. 厚朴分离栓皮
C. 枳壳分离瓤
D. 巴戟天分离木心
E. 党参分离芦头

15. 除去海藻中盐分的方法的是
A. 挑选
B. 筛选
C. 风选
D. 浸漂
E. 磁选

16. 除去饮片中混有铁屑的方法是
A. 挑选
B. 筛选
C. 风选
D. 水选
E. 磁选

17. 鹿茸的去毛方法为
A. 刷去毛
B. 烫去毛
C. 燎去毛
D. 挖去毛
E. 撞去毛

18. 巴戟天的净制方法为
A. 去茎
B. 去残根
C. 去皮壳
D. 去毛
E. 去心

19. 净制时须去头尾的药物是
A. 龙胆
B. 斑蝥
C. 大黄
D. 山楂
E. 蕲蛇

20. 适于滑石粉炒的药物是
A. 水蛭
B. 阿胶
C. 斑蝥
D. 骨碎补
E. 龟甲

21. 一般炒焦多用
A. 文火
B. 中火
C. 武火
D. 先文火后中火
E. 先中火后武火

22. 为降低乳香对胃的刺激性,常采用的炮制方法为
A. 净制
B. 炒炭
C. 醋炙
D. 蜜炙
E. 抢水洗

23. 竹沥油干馏的温度是
A. 400~450℃
B. 350~400℃
C. 300~350℃
D. 280℃
E. 120~180℃

24. 宜于土炒的药物是
A. 黄连
B. 马钱子
C. 枳壳
D. 白术
E. 苍术

25. 下列药物要求炒爆花的是
A. 麦芽
B. 芥子
C. 王不留行
D. 薏苡仁
E. 槟榔

26. 无草酸钙结晶的药材是
A. 大黄
B. 黄芪
C. 牛膝
D. 甘草
E. 白芍

27. 当归药材粉末的显微特征是
A. 木栓细胞
B. 石细胞群
C. 纤维束
D. 韧皮薄壁细胞壁上有斜格状纹理
E. 树脂道

28. 川芎药材的形状是
A. 圆柱形
B. 结节状拳形团块
C. 扁圆形
D. 圆锥形
E. 纺锤形

29. 粉末中可见大型草酸钙簇晶及网纹导管的药材是
A. 黄连
B. 大黄
C. 柴胡
D. 川乌
E. 牛膝

30. 何首乌“云锦花纹”的存在部位为
A. 木栓层中间
B. 皮部
C. 韧皮部外侧
D. 木质部内侧
E. 髓部

31. 川芎的形状为
A. 长圆柱形
B. 结节状拳形团块
C. 圆锥形
D. 扁圆形
E. 纺锤形

32. 天麻来源于
A. 兰科植物的块茎
B. 百合科植物的块茎
C. 姜科植物的块茎
D. 兰科植物的根
E. 百合科植物的根

33. 地黄的主产地是
A. 四川
B. 山西
C. 河南
D. 江苏
E. 山东

34. 南柴胡与北柴胡气味的主要区别是南柴胡具有
A. 辛辣味
B. 微涩
C. 微甘
D. 败油气
E. 刺喉

35. 含乳管的中药有
A. 人参
B. 川芎
C. 白芷
D. 党参
E. 柴胡

36. 药材白芍的产地加工方法是
A. 去皮后晒干
B. 除去泥沙后晒干
C. 略烫后晒干
D. 置沸水中煮后除去外皮或去皮后再煮，晒干
E. 除去泥沙后烘干

37. 龙胆根横切面最外保护组织为
A. 表皮
B. 皮层
C. 下皮层
D. 后生皮层
E. 木栓层

38. 商陆药材断面的条状或环状隆起是
A. 纤维
B. 石细胞带
C. 形成层
D. 木质部
E. 内皮层

39. 狗脊药材来源于
A. 鳞毛蕨科
B. 蚌壳蕨科
C. 蓼科
D. 毛茛科
E. 小檗科

40. 绵马贯众药材叶柄基部横切面分体中柱的数目和排列方式是
A. 15～24 个，环状排列
B. 5～13 个，环状排列
C. 2 个，八字形排列
D. 3～4 个，环状排列
E. 30 余个，断续排列呈双卷状

41. 简单、易行、快速的鉴定方法是
A. 基原鉴定
B. 性状鉴定
C. 显微鉴定
D. 理化鉴定
E. 含量测定

42. 测定药材中酸不溶性灰分时加入的酸是
A. 10% 的硝酸
B. 10% 的醋酸
C. 10% 的硫酸
D. 10% 的磷酸
E. 10% 的盐酸

43. 钩枝密被褐色长柔毛，钩的末端膨大成小球的钩藤原植物是
A. 钩藤
B. 毛钩藤
C. 华钩藤

D. 大叶钩藤
E. 无柄果钩藤

44. 来源于木通科的药材是
A. 通草
B. 川木通
C. 大血藤
D. 苏木
E. 鸡血藤

45. 粉末中有分枝状石细胞、草酸钙方晶、晶鞘纤维的药材是
A. 肉桂
B. 厚朴
C. 黄柏
D. 牡丹皮
E. 甘草

46. 川黄柏药材来源于
A. 芸香科
B. 樟科
C. 五加科
D. 豆科
E. 毛茛科

47. 组织横切面可见落皮层,内侧有木栓组织数个层带,韧皮部有 5 ~ 7 层石细胞环带,并可见胶丝团块的药材是
A. 牡丹皮
B. 厚朴
C. 香加皮
D. 杜仲
E. 地骨皮

48. 下列正确的叙述是
A. 栅表比等于单位面积下的栅栏细胞数
B. 栅栏组织通常为一层圆形的细胞
C. 气孔指数是指每平方毫米面积中的气孔数目
D. 栅表比是一个表皮细胞下的平均栅栏细胞数目
E. 脉岛数是一个表皮细胞下的平均脉岛数目

49. 组织中有芥子酶分泌细胞的是
A. 蓼大青叶
B. 大青叶
C. 侧柏叶
D. 石韦
E. 番泻叶

50. 将药材红花浸入水中
A. 水变金黄色
B. 水变红色
C. 水无变化
D. 水变金黄色,后变蓝色
E. 水变红色,后变绿色

51. 药材近圆锥形或扁圆球形,断面呈棕白相间的大理石样花纹的药材是
A. 大黄
B. 何首乌
C. 商陆
D. 槟榔
E. 补骨脂

52. 哪项不是麻黄药材的特征
A. 茎细长圆柱形,节明显
B. 节上有膜质鳞叶,基部联合成筒状
C. 表面淡黄绿色,有细纵脊
D. 体轻,折断面绿黄色,髓中空
E. 气微香,味涩,微苦

53. 非猪苓药材特征的选项是
A. 表面灰黑色或棕黑色,有瘤状突起
B. 呈不规则条形、块状或者扁块状
C. 体重质坚实,入水下沉
D. 断面类白色或黄白色,粉末中有菌丝团,

大多无色

E. 草酸钙结晶多呈双锥八面体或正方八面体

54. 传统的药材鉴定方法是

A. 生物鉴定

B. 性状鉴定

C. 理化鉴定

D. 显微鉴定

E. 基原鉴定

55. 沉香药材醇浸出物的升华物加盐酸 1 滴与香草醛少许,再滴加乙醇 1 ~2 滴,应显

A. 暗灰色

B. 樱红色

C. 棕黑色

D. 黄绿色

E. 鲜黄色

56. 鸡血藤髓部的特点是

A. 髓部不明显

B. 中央髓部较圆而小

C. 髓小,偏向一侧

D. 髓部呈扁条状

E. 中央髓部较大

57. 药材粉末镜检可见分枝状石细胞、草酸钙方晶、晶鞘纤维的是

A. 桑白皮

B. 厚朴

C. 黄柏

D. 牡丹皮

E. 甘草

58. 肉桂的主要产地是

A. 安徽、湖北

B. 广东、广西

C. 河北、山西

D. 东北

E. 四川、云南

59. 下列叙述正确的是

A. 气孔指数是指每平方毫米面积中的气孔数目

B. 脉岛数是一个表皮细胞下的平均脉岛数目

C. 栅表比等于单位面积上的栅栏细胞数

D. 栅表比是指一个表皮细胞下的平均栅栏细胞数目

E. 栅栏组织通常为一层圆形的细胞

60. 来源于鸢尾科植物的药材是

A. 款冬花

B. 金银花

C. 西红花

D. 红花

E. 芫花

二、B 型题 (标准配伍题)

答题说明

以下提供若干组考题,每组考题共用在考题前列出的 A、B、C、D、E 五个备选答案。请从中选择一个与问题关系最密切的答案。某个备选答案可能被选择一次、多次或不被选择。

(61 ~62 题共用备选答案)

A. 蕲蛇

B. 天南星

C. 吴茱萸

D. 知母

E. 枇杷叶

61. 常用酒炙品的是

62. 常用盐炙品的是

(63~64题共用备选答案)
A. 羊脂油
B. 胆汁
C. 黄酒
D. 食盐水
E. 姜汁
63. 炮制淫羊藿常用的辅料是
64. 炮制天南星常用的辅料是

(65~66题共用备选答案)
A. 降低药物滋腻之性
B. 增强健脾止泻作用
C. 降低毒性
D. 缓和药性
E. 便于去毛
65. 骨碎补砂炒的作用是
66. 枳实麸炒的作用是

(67~68题共用备选答案)
A. 炒黄
B. 炒焦
C. 炒炭
D. 煅炭
E. 麸炒
67. 大蓟饮片应
68. 僵蚕饮片应

(69~70题共用备选答案)
A. 生姜
B. 生姜皮
C. 干姜
D. 炮姜
E. 姜炭
69. 长于温中止痛、止泻和温经止血的是
70. 辛味消失,守而不走,长于止血温经的是

(71~72题共用备选答案)
A. 缓和温燥之性
B. 增强消食化积作用
C. 缓和寒凉之性
D. 增强健脾止泻作用
E. 矫臭矫味
71. 六神曲炒焦的目的是
72. 鳖甲砂烫醋淬的目的是

(73~74题共用备选答案)
A. 中火
B. 文火
C. 武火
D. 先文火后武火
E. 先武火后文火
73. 蛤粉炒阿胶时多用
74. 当归酒炙多用

(75~76题共用备选答案)
A. 夹竹桃科
B. 豆科
C. 菊科
D. 水龙骨科
E. 十字花科
75. 石韦来源于
76. 艾叶来源于

(77~78题共用备选答案)
A. 生黄连
B. 酒黄连
C. 姜黄连
D. 萸黄连
E. 醋黄连
77. 长于清头目之火的饮片是
78. 长于治疗胃热呕吐的饮片是

(79~80题共用备选答案)
A. 醋大黄
B. 酒大黄
C. 熟大黄
D. 大黄炭
E. 清宁片

79. 善清上焦血分热毒的饮片是
80. 增强活血祛瘀作用的饮片是

(81 ~ 82 题共用备选答案)
A. 知母
B. 射干
C. 山药
D. 莪术
E. 郁金
81. 来源为鸢尾科植物根茎的药材是
82. 来源为薯蓣科植物根茎的药材是

(83 ~ 84 题共用备选答案)
A. 葫芦科
B. 莎草科
C. 桔梗科
D. 石竹科
E. 百合科
83. 香附药材来源于
84. 黄精药材来源于

(85 ~ 86 题共用备选答案)
A. 浙贝母
B. 天冬
C. 麦冬
D. 玉竹
E. 黄精
85. 药材形似鸡头,或结节状形似姜,或肥厚状,或串球状的是
86. 药材呈圆柱形,粗细均匀,具纵皱及隆起的环节的是

(87 ~ 88 题共用备选答案)
A. 菊科
B. 豆科
C. 蔷薇科
D. 五加科
E. 十字花科
87. 番泻叶来源于
88. 枇杷叶来源于

(89 ~ 90 题共用备选答案)
A. 少见,圆球形,外壁近光滑,萌发孔难见
B. 表面有似网状雕纹,单萌发孔
C. 外壁有短刺及疣状雕纹,萌发孔 3 个
D. 外壁有细刺状突起,萌发孔 3 个
E. 极面观略呈三角形,赤道面观呈双凸镜形
89. 金银花花粉粒的显微鉴别特征是
90. 丁香花粉粒的显微鉴别特征是

(91 ~ 92 题共用备选答案)
A. 广东
B. 云南
C. 海南
D. 江西、四川、湖北等
E. 印尼
91. 药材阳春砂主产于
92. 药材枳壳主产于

(93 ~ 94 题共用备选答案)
A. 叶肉组织中有间隙腺毛,薄壁细胞含草酸钙针晶
B. 表皮密布丁字毛及腺毛,气孔不定式
C. 含钟乳体,气孔直轴式
D. 含类圆形硅质块、草酸钙针晶及树脂道
E. 气孔不等式或不定式,叶肉中有分泌道
93. 广藿香的显微特征是
94. 穿心莲的显微特征是

(95 ~ 96 题共用备选答案)
A. 子座中央充满菌丝,每个子囊内有 2 ~ 8 个线形子囊孢子;子座具不育顶端
B. 菌丝细长有分支,无色或棕色,不含草酸钙晶体及淀粉粒

C. 菌丝大多无色,含草酸钙结晶

D. 子座中央充满菌丝,每个子囊内有 2 ~ 8 个线形子囊孢子;子座具能育顶端

E. 菌丝大多无色,含草酸钙结晶及淀粉粒极多,还有少量纤维

95. 冬虫夏草药材的显微特征是

96. 茯苓药材的显微特征是

(97 ~ 98 题共用备选答案)

A. 木栓层为数列细胞,其内侧常夹有断续的石细胞环,薄壁细胞中有菊糖和针晶

B. 根的中心为四原型初生木质部

C. 木栓层为数列细胞,其外侧有石细胞

D. 木栓层多列,皮层狭窄,其中散有根迹维管束,形成层波状,髓大

E. 中柱较小,辐射性维管束,韧皮部束 16 ~ 22 个,位于木质部弧角处,髓小

97. 川芎药材的横切面组织特征有

98. 麦冬药材的横切面组织特征有

(99 ~ 100 题共用备选答案)

A. 簇晶

B. 方晶

C. 砂晶

D. 针晶

E. 柱晶

99. 厚朴药材粉末可见的晶体是

100. 牡丹皮药材粉末可见的晶体是

一、A 型题（单句型最佳选择题）

答题说明

以下每一道考题下面有 A、B、C、D、E 五个备选答案。请从中选择一个最佳答案。

1. 采用热压灭菌法,用什么蒸气灭菌效果最好
   A. 湿饱和蒸气
   B. 水蒸气
   C. 饱和蒸气
   D. 过热蒸气
   E. 沸水

2. 适合低温粉碎的是
   A. 冰片
   B. 干浸膏
   C. 滑石
   D. 珍珠
   E. 三七

3. 不宜制成散剂的是
   A. 易吸潮变质的药物
   B. 毒性药物
   C. 颜色较深的药物
   D. 低共熔组分的药物
   E. 药物的浸膏

4. 存在于物料表面的润湿水及物料空隙中和粗大毛细管中的水分是
   A. 结合水
   B. 非结合水
   C. 平衡水
   D. 非平衡水
   E. 自由水

5. 需要做甲醇含量测定的制剂是
   A. 煎膏剂
   B. 酒剂
   C. 浸膏剂
   D. 中药合剂
   E. 糖浆剂

6. 由于加入的第二种物质与难溶性药物形成可溶性络合物而使其溶解度增加的现象称为
   A. 增溶
   B. 助溶
   C. 润湿
   D. 乳化
   E. 混悬

7. O/W 型乳化剂的 *HLB* 值一般为
   A. 1 ~ 3
   B. 3 ~ 8
   C. 9 ~ 12
   D. 8 ~ 16
   E. 15 ~ 18

8. 有关热原检查法,叙述不正确的是
   A. 可采用家兔致热法
   B. 可采用鲎试验法
   C. 鲎试验法灵敏、简单、快速,但不能完全取代家兔法
   D. 鲎试验法属于体内方法
   E. 放射性药剂、肿瘤抑制剂不宜用家兔法检测热原

9. 羊毛脂作为油脂性软膏基质,其特点不包括
   A. 吸水能力强
   B. 熔点适宜
   C. 常与凡士林混合使用
   D. 润滑作用差
   E. 属于类脂类

10. 片剂包糖衣时糖浆的浓度一般为
A. 10% ~15%
B. 20% ~25%
C. 30% ~40%
D. 50% ~60%
E. 65% ~75%

11. 下列既可以做栓剂的基质,又可用作片剂润滑剂的是
A. 硬脂酸镁
B. 滑石粉
C. 聚乙二醇 4000
D. 氢化植物油
E. 微粉硅胶

12. 气雾剂的处方组成不包括
A. 抛射剂
B. 潜溶剂
C. 抗氧剂
D. 耐压容器
E. 防腐剂

13. 气雾剂的质量检查不包括
A. 泄漏率
B. 溶化性检查
C. 每瓶总揿次
D. 爆破检查
E. 喷射速率

14. 膜剂制备中常用的填充剂是
A. 甘油
B. 山梨醇
C. 蔗糖
D. 聚山梨酯 80
E. 淀粉

15. 用单凝聚法制备微囊时,硫酸钠或硫酸铵的作用是
A. 起泡
B. 固化
C. 助悬
D. 凝聚
E. 助溶

16. 属于固体分散体的水不溶性载体材料的是
A. 聚乙烯吡咯烷酮
B. 羟丙基甲基纤维素肽酸酯
C. 聚乙二醇 4000
D. 乙基纤维素
E. 半乳糖

17. 防止药物氧化的主要方法不包括
A. 调节溶液至适宜的 pH
B. 降低温度
C. 驱逐氧气
D. 控制微量金属离子
E. 制成干燥固体制剂

18. 药品的长期稳定性试验至少需要观察
A. 3 个月
B. 6 个月
C. 12 个月
D. 18 个月
E. 24 个月

19. 下列与药物制剂生物利用度相关的体外参数是
A. 崩解度
B. 溶出度
C. 脆碎度
D. 溶解度
E. 溶散性

20. 甘草与洋地黄强心苷长期配伍使用会产生
A. 相加协同作用
B. 增加协同作用
C. 减弱拮抗作用
D. 作用消失

E. 增加毒副作用

21. 糊化淀粉对酚性药物产生的增溶作用属于
A. 物理配伍变化
B. 化学配伍变化
C. 药理配伍变化
D. 药效配伍变化
E. 生物配伍变化

22. 紫外线灭菌法杀菌力最强的波长为
A. 220 ~ 230nm
B. 240 ~ 250nm
C. 254 ~ 257nm
D. 258 ~ 265nm
E. 365 ~ 370nm

23. 暂不进行卫生学限度要求的药品有
A. 口服制剂
B. 含动物药的制剂
C. 含豆豉、神曲等发酵类药材原粉的中药制剂
D. 气雾剂
E. 外用制剂

24. 适合采用水飞法的是
A. 乳香
B. 羚羊角
C. 炉甘石
D. 樟脑
E. 鹿茸

25. 浸提过程中,扩散的推动力是
A. pH 梯度
B. 浓度梯度
C. 温度梯度
D. 压力差
E. 密度差

26. 超滤在药剂学中的应用不包括
A. 除菌
B. 除热原
C. 药液的初滤
D. 含多糖类、酶类成分药液的浓缩
E. 提取液的精制

27. 复方碘溶液中的碘化钾是
A. 助溶剂
B. 增溶剂
C. 润湿剂
D. 助悬剂
E. 乳化剂

28. 混悬液型药剂可采用的制备方法是
A. 润湿法
B. 乳化法
C. 助悬法
D. 分散法
E. 溶解法

29. 下列关于高分子溶液的论述,错误的是
A. 以单分子形式分散于分散介质中
B. 为热力学稳定体系
C. 属于均相体系
D. 高分子化合物分散于非极性溶剂中形成的溶液称为高分子非水溶液
E. 多采用分散法和凝聚法制备

30. 乳剂的制备方法不包括
A. 干胶法
B. 湿胶法
C. 新生皂法
D. 分散法
E. 机械法

31. 下列哪项为酯树脂类药材
A. 乳香
B. 血竭
C. 没药

D. 阿魏
E. 松香

32. 以下与 B 族维生素存在配伍禁忌的中药是
A. 地榆
B. 麻黄
C. 牛膝
D. 黄柏
E. 附子

33. 下列不属于并开药名的是
A. 潼白蒺藜
B. 冬瓜皮子
C. 马蹄决明
D. 苍白术
E. 猪茯苓

34. 处方中出现下列名称应付盐炙品的是
A. 酸枣仁
B. 五味子
C. 杜仲
D. 黄芪
E. 百合

35. 七情中属于配伍禁忌的是
A. 相须
B. 相使
C. 相恶
D. 相畏
E. 相杀

36. 下列哪类患者忌服天仙子
A. 高血压患者
B. 贫血患者
C. 青光眼患者
D. 哮喘患者
E. 中风患者

37. 目前中药调剂最常用的计量工具是
A. 分厘戥
B. 盘秤
C. 台秤
D. 天平
E. 戥秤

38. 对药品不良反应负有报告和调查责任的是
A. 药品生产企业和省、市、县级不良反应监测机构
B. 药品经营企业
C. 医疗机构
D. 患者个人
E. 患者亲属

39. 哪类药中毒后,应先让患者保持安静,避免声音、光线刺激
A. 乌头类药物
B. 洋地黄类药物
C. 蟾酥及含蟾酥的中成药
D. 雷公藤及雷公藤多苷片
E. 马钱子及含马钱子的中成药

40. 载有罂粟壳的处方应保留
A. 1 年
B. 2 年
C. 3 年
D. 4 年
E. 5 年

41. 不属于常用调剂工具的是
A. 戥称
B. 铜冲
C. 药筛
D. 包装箱
E. 药匙

42. 不属于斗谱排列的主要依据的是
A. 处方需要
B. 常用方剂组成

C. 来源于同一植物
D. 特殊保管需要
E. 药物性味功能

43. 在斗谱中,白梅花因质地轻且用量较少,应放在斗架的何处
A. 高层
B. 低层
C. 左侧
D. 右侧
E. 边架

44. 不属于中药调剂基本设施的有
A. 毒性中药柜
B. 成药柜
C. 调剂台
D. 发药台
E. 包装台

45. 下列需要临方捣碎的饮片是
A. 石膏
B. 石斛
C. 砂仁
D. 车前子
E. 五味子

46. 中药饮片在调配过程中不需要单独包装的是
A. 生石膏
B. 红花
C. 制川乌
D. 三七粉
E. 鹿角胶

47. 有"铁结白肉"特征的是
A. 茯苓
B. 猪苓
C. 防己
D. 三七
E. 附子

48. 具有鹦哥嘴的药材是
A. 黄连
B. 连翘
C. 黄芩
D. 天麻
E. 桔梗

49. 有连丝现象的中药是
A. 连翘
B. 杜仲
C. 菟丝子
D. 夏枯草
E. 银柴胡

50. 紫金锭的功能是
A. 益气养血
B. 利湿化痰
C. 避瘟解毒
D. 祛湿通窍
E. 行气止痛

51. 木瓜丸的主治病证是
A. 冠心病心绞痛所致的胸痹,症见胸闷、心前区疼痛
B. 热病神昏,卒中偏瘫,神志不清
C. 气郁湿滞所致的胸胁胀满、胃脘疼痛、嗳气呕恶、食少纳呆
D. 风寒湿邪闭阻所致的痹证
E. 神经衰弱、更年期综合征

52. 复方川贝精片的功能是
A. 益气养血,祛风化痰
B. 宣肺化痰,止咳平喘
C. 避瘟解毒,消肿止痛
D. 舒筋活血,散瘀止痛
E. 行气止痛,活血化瘀

53. 药品集中采购的方式不包括
A. 对纳入集中采购目录的药品实行公开招标
B. 对纳入集中采购目录的药品实行邀请招标
C. 各省(区、市)集中采购管理机构负责编制本行政区域内医疗机构药品集中采购目录
D. 直接采购的具体品种与办法医院可与企业协商确定
E. 对纳入集中采购目录的药品实行直接采购

54. 下列容易产生潮解的药材是
A. 石膏
B. 大青盐
C. 冰片
D. 薄荷脑
E. 樟脑

55. 气味易散失的药材是
A. 富含挥发性成分的药材
B. 含糖类成分多的药材
C. 有鲜艳色泽的药材
D. 易风化的药材
E. 易“发汗”的药材

56. 储存环境湿度过高而引起的药材变化不包括
A. 潮解
B. 溶化
C. 糖质分解
D. 霉变
E. 风化

57. 关于药品批准文号格式的叙述,正确的是
A. 国药准字 +2 位字母 +7 位数字
B. 国药准字 +2 位字母 +6 位数字
C. 国药准字 +1 位字母 +6 位数字
D. 国药准字 +1 位字母 +8 位数字
E. 国药准字 +H +6 位数字

58. 关于服药时间的说法,错误的是
A. 滋补药宜在饭后服
B. 辛温解表药应在煎后温热服
C. 对胃肠有刺激性的药应在饭后服
D. 驱虫药、攻下药宜空腹服
E. 安神药应在早晨服用

59. 可以在中药材市场交易的是
A. 中成药
B. 医疗器械
C. 罂粟壳
D. 中药饮片
E. 中药材

60. 补益药宜在什么时候服用
A. 饭前
B. 饭后
C. 睡前
D. 早、中、晚
E. 随时服用

二、B 型题(标准配伍题)

答题说明

以下提供若干组考题,每组考题共用在考题前列出的 A、B、C、D、E 五个备选答案。请从中选择一个与问题关系最密切的答案。某个备选答案可能被选择一次、多次或不被选择。

(61 ~62 题共用备选答案)
A. 加液研磨法
B. 水飞法
C. 超微粉碎

D. 低温粉碎
E. 干法粉碎

61. 将药材晒干、阴干或烘干后再粉碎的方法是
62. 将物料与干冰或液化氮气混合再进行粉碎的方法是

(63~64题共用备选答案)
A. 亚硫酸钠
B. 胆汁
C. 氯化钠
D. 碳酸氢钠
E. 三氯叔丁醇

63. 注射剂中用于调节pH的是
64. 注射剂中作为抑菌剂和减轻疼痛的附加剂的是

(65~66题共用备选答案)
A. 冷压法
B. 热压或溶剂法
C. 乳化法
D. 压制法
E. 凝聚法

65. 软膏剂的制备方法为
66. 软胶囊的制备方法为

(67~68题共用备选答案)
A. 聚乙二醇
B. 液体石蜡
C. 凡士林
D. 甘油
E. 羊毛脂

67. 可作为软膏的基质,具有适宜的稠度与涂展性,但吸水性差的是
68. 可作为制备栓剂的基质的是

(69~70题共用备选答案)
A. 药汁
B. 蜂蜜
C. 乙醇
D. 蜜水
E. 蜂蜡

69. 制备水丸可采用的赋形剂是
70. 制备水蜜丸可采用的赋形剂是

(71~72题共用备选答案)
A. 干法制粒法
B. 挤出制粒法
C. 流化喷雾制粒法
D. 喷雾干燥制粒法
E. 高速旋转制粒法

71. 又称为沸腾制粒的是
72. 不采用任何润湿剂或液体黏合剂的制粒方法为

(73~74题共用备选答案)
A. 润滑剂
B. 润湿剂
C. 黏合剂
D. 崩解剂
E. 稀释剂

73. 低取代羟丙基纤维素在片剂中的主要作用为
74. 微分硅胶在片剂中的主要作用为

(75~76题共用备选答案)
A. 甘油
B. 二氧化钛
C. 蔗糖
D. 聚山梨酯80
E. 淀粉

75. 膜剂制备中常用的增塑剂是
76. 膜剂制备中常用的矫味剂是

(77~78题共用备选答案)
A. 咀嚼片
B. 包衣片
C. 口含片

D. 舌下片
E. 阴道片
77. 干酵母片属于
78. 盐酸小檗碱片属于

(79 ~80 题共用备选答案)
A. 红糖
B. 冰糖
C. 蔗糖
D. 饴糖
E. 蜂蜜
79. 片剂的优良稀释剂,兼有矫味和黏合作用的是
80. 糖浆剂使用较多的是

(81 ~82 题共用备选答案)
A. 大蒜
B. 生姜
C. 蜂蜜
D. 花椒
E. 当归
81. 可防止蜂蜜“涌潮”的是
82. 可防止麝香走气色的是

(83 ~84 题共用备选答案)
A. 氯化苦熏蒸法
B. 环氧乙烷熏蒸法
C. 硫黄熏蒸法
D. 过氧醋酸熏蒸法
E. 醋酸钠喷洒法
83. 中药最早的杀虫方法是
84. 具有特殊的刺激气味,会引起流泪的是

(85 ~86 题共用备选答案)
A. 利血平
B. 乌拉坦
C. 胃舒平
D. 硫酸镁
E. 异丙嗪
85. 不宜与速效伤风胶囊合用的药物是
86. 不宜与银杏合用的药物是

(87 ~88 题共用备选答案)
A. 先煎
B. 包煎
C. 另煎
D. 后下
E. 烊化
87. 服用胶类、蜜膏类药物宜
88. 煎药时,含较多挥发性成分的饮片宜

(89 ~90 题共用备选答案)
A. 经方
B. 秘方
C. 验方(偏方)
D. 时方
E. 协定处方
89. 在民间流行,有一定疗效的处方称为
90. 汉代之前的医学典籍中记载的方剂称为

(91 ~92 题共用备选答案)
A. 一字
B. 枚
C. 束
D. 片
E. 刀圭
91. 古方中果实的计数单位是
92. 古方中草木及蔓类植物的计量单位是

(93 ~94 题共用备选答案)
A. 紫金锭
B. 人参再造丸
C. 冠心苏合丸
D. 三七伤药片
E. 辛芩颗粒
93. 治疗过敏性鼻炎的处方药是
94. 治疗跌打损伤的处方药是

(95～96 题共用备选答案)

A. 九分散

B. 磁朱丸

C. 六神丸

D. 四胜散

E. 参苏丸

95. 含铅的中成药处方药是

96. 含汞的中成药处方药是

(97～98 题共用备选答案)

A. 半个月

B. 1 个月

C. 2 个月

D. 3 个月

E. 6 个月

97. 留样观察期内,输液多久检查一次

98. 留样观察期内,输液外其他制剂品种多久检查一次

(99～100 题共用备选答案)

A. 洋金花

B. 生天南星

C. 生半夏

D. 车前子

E. 轻粉

99. 不宜与巴豆霜同用的是

100. 不宜与乌头类饮片同用的是

参考答案

基础知识

1. B	2. E	3. E	4. B	5. E	6. A	7. C	8. A	9. A	10. C
11. A	12. C	13. B	14. D	15. E	16. D	17. A	18. E	19. B	20. E
21. A	22. C	23. A	24. D	25. E	26. B	27. C	28. D	29. A	30. D
31. C	32. B	33. B	34. A	35. E	36. E	37. A	38. D	39. C	40. A
41. C	42. D	43. D	44. C	45. B	46. B	47. D	48. E	49. A	50. A
51. D	52. A	53. B	54. A	55. D	56. D	57. D	58. B	59. C	60. D
61. D	62. B	63. A	64. E	65. B	66. D	67. B	68. C	69. A	70. B
71. B	72. D	73. C	74. D	75. B	76. A	77. D	78. C	79. D	80. B
81. B	82. E	83. A	84. B	85. B	86. A	87. B	88. E	89. A	90. B
91. B	92. E	93. E	94. C	95. B	96. D	97. C	98. E	99. A	100. B

相关专业知识

1. E	2. B	3. C	4. C	5. A	6. C	7. E	8. D	9. E	10. B
11. C	12. C	13. D	14. C	15. D	16. A	17. D	18. D	19. C	20. A
21. A	22. E	23. A	24. D	25. E	26. E	27. B	28. E	29. E	30. E
31. C	32. A	33. C	34. B	35. E	36. D	37. C	38. D	39. C	40. E
41. D	42. D	43. A	44. A	45. E	46. B	47. A	48. B	49. A	50. B
51. E	52. A	53. B	54. B	55. B	56. A	57. B	58. B	59. D	60. E
61. A	62. B	63. D	64. C	65. A	66. D	67. D	68. E	69. C	70. D
71. A	72. A	73. E	74. A	75. A	76. D	77. C	78. E	79. C	80. D
81. B	82. C	83. A	84. B	85. D	86. E	87. E	88. D	89. B	90. C
91. C	92. E	93. D	94. B	95. A	96. D	97. A	98. B	99. D	100. E

专业知识

1. B	2. E	3. A	4. B	5. C	6. C	7. C	8. A	9. A	10. C
11. E	12. D	13. B	14. A	15. D	16. E	17. C	18. E	19. E	20. A
21. B	22. C	23. B	24. D	25. C	26. B	27. D	28. B	29. B	30. B
31. B	32. A	33. C	34. D	35. D	36. D	37. A	38. D	39. B	40. B
41. B	42. E	43. D	44. C	45. C	46. A	47. D	48. D	49. B	50. A
51. D	52. D	53. C	54. B	55. B	56. C	57. C	58. B	59. D	60. C
61. A	62. D	63. A	64. B	65. E	66. D	67. C	68. E	69. D	70. E
71. B	72. E	73. A	74. B	75. D	76. C	77. B	78. C	79. B	80. C
81. B	82. C	83. B	84. E	85. E	86. D	87. B	88. C	89. D	90. E
91. A	92. D	93. A	94. C	95. A	96. B	97. D	98. E	99. B	100. A

专业实践能力

1. C	2. B	3. A	4. B	5. B	6. B	7. D	8. D	9. D	10. E
11. C	12. D	13. B	14. E	15. D	16. D	17. E	18. C	19. B	20. E
21. A	22. C	23. C	24. C	25. B	26. C	27. A	28. D	29. E	30. D
31. B	32. A	33. C	34. C	35. C	36. C	37. E	38. A	39. E	40. B
41. D	42. C	43. A	44. D	45. C	46. B	47. B	48. D	49. B	50. C
51. D	52. B	53. D	54. B	55. A	56. E	57. D	58. E	59. E	60. B
61. E	62. D	63. D	64. E	65. C	66. D	67. C	68. A	69. A	70. D
71. C	72. A	73. D	74. A	75. A	76. C	77. A	78. B	79. C	80. C
81. B	82. E	83. C	84. A	85. A	86. E	87. E	88. D	89. C	90. A
91. B	92. C	93. E	94. D	95. D	96. B	97. B	98. C	99. B	100. C